Randa DHAOUI
Saida HIDOURI

Malformações broncopulmonares em crianças

Randa DHAOUI
Saida HIDOURI

Malformações broncopulmonares em crianças

Problemas diagnósticos e terapêuticos das malformações quísticas adenomatóides dos pulmões

ScienciaScripts

Imprint

Any brand names and product names mentioned in this book are subject to trademark, brand or patent protection and are trademarks or registered trademarks of their respective holders. The use of brand names, product names, common names, trade names, product descriptions etc. even without a particular marking in this work is in no way to be construed to mean that such names may be regarded as unrestricted in respect of trademark and brand protection legislation and could thus be used by anyone.

Cover image: www.ingimage.com

This book is a translation from the original published under ISBN 978-620-6-72095-9.

Publisher:
Sciencia Scripts
is a trademark of
Dodo Books Indian Ocean Ltd. and OmniScriptum S.R.L publishing group

120 High Road, East Finchley, London, N2 9ED, United Kingdom
Str. Armeneasca 28/1, office 1, Chisinau MD-2012, Republic of Moldova, Europe
Printed at: see last page
ISBN: 978-620-3-69503-8

RESUMO

A malformação adenomatóide quística congénita (MACC) do pulmão é uma anomalia rara. O diagnóstico pode ser discutido com muitas outras malformações bronco-pulmonares e algumas doenças adquiridas.

O objetivo do nosso trabalho foi discutir alguns problemas diagnósticos e terapêuticos do CCAM e evitar uma lobectomia desnecessária.

Estudo retrospetivo de 14 crianças operadas ao longo de 20 anos. Efectuamos uma análise dos casos pessoais de erros de diagnóstico e terapêuticos.

O diagnóstico pré-operatório foi estabelecido com base nos achados clínicos e radiológicos. O diagnóstico de CCAM foi descartado pela histologia que encontrou: enfisema intersticial (1 caso), enfarte pulmonar (3 casos), bronquiectasia (1 caso), hemangiomatose capilar pulmonar (1 caso), abcesso pulmonar e lesões não classificadas (7 casos) e lesão híbrida (1 caso). Em 1 caso, o diagnóstico de abcesso pulmonar foi rejeitado e o CCAM foi estabelecido.

O diagnóstico e o tratamento do CCAM devem basear-se numa colaboração multidisciplinar. O diagnóstico de trabalho na clínica e na radiologia requer confirmação histológica. Alguns problemas de diagnóstico exigem a confrontação com patologistas avisados para evitar lobectomias desnecessárias.

PALAVRAS-CHAVE: *Malformação bronco-pulmonar, malformação adenomatóide cística congénita, pulmão, criança, problemas de diagnóstico e terapêuticos, radiologia, histopatologia, tratamento, cirurgia*

ÍNDICE DE CONTEÚDOS

INTRODUÇÃO

As malformações adenomatóides quísticas do pulmão (ACML) são as malformações pulmonares congénitas mais comuns [1]. Ocorrem em 1 em 35.000 a 1 em 25.000 gravidezes [2]. Caracterizam-se pelo desenvolvimento anormal das estruturas respiratórias terminais durante a vida fetal, levando à proliferação adenomatóide dos elementos bronquiolares e à formação de quistos [3]. As MAKP partilham caraterísticas comuns com outras malformações pulmonares congénitas. A sobreposição fenotípica sugere fortemente mecanismos fisiopatológicos comuns a estas malformações com nomes diferentes [2]. As MAKP são mais frequentemente unilaterais e focais, confinadas a um lobo pulmonar. Têm sido descritas tanto no lobo direito como no esquerdo e parecem predominar nos lobos inferiores [2]. O diagnóstico pré-natal precoce permite o tratamento neonatal [4, 5]. Esta malformação é mais frequentemente diagnosticada no período perinatal, mas em alguns casos pode ser detectada durante a infância e a adolescência [6]. O quadro clínico é variável e por vezes enganador, o que pode levar a um sobre ou sub-diagnóstico e a erros de tratamento [7]. O diagnóstico é anatomopatológico.

O objetivo deste trabalho é:

▶ Relatar uma série pessoal de erros diagnósticos e terapêuticos em doentes operados com o diagnóstico de MAKP em excesso ou defeituoso, revendo casos da literatura.

▶ Discutir os problemas diagnósticos e terapêuticos da MAKP que podem surgir com determinadas condições congénitas ou adquiridas.

▶ Insistir na colaboração multidisciplinar para desenvolver uma estratégia de tratamento mais adequada para determinadas malformações broncopulmonares, a fim de evitar remoções desnecessárias.

Neste trabalho, não estamos a falar das "nossas façanhas", mas sim dos "nossos erros" e a tentar tirar "lições" deles, uma vez que a literatura não parece relatar tais séries.

CAPÍTULO I
DOENTES E MÉTODOS

Este é um estudo retrospetivo de 14 observações, realizado no Departamento de Cirurgia Pediátrica do Hospital Universitário Fattouma Bourguiba em Monastir, durante um período de 20 anos, de janeiro de 1993 a dezembro de 2012. Durante o mesmo período, 47 pacientes foram submetidos a cirurgia para MAKP confirmada por anatomopatologia. Foi possível efetuar um diagnóstico pré-natal em 4 casos. Os pacientes foram encaminhados pelo Departamento de Neonatologia de Sfax e pelos Departamentos de Pediatria de Monastir, Mahdia e Kairouan. Os dados foram recolhidos dos registos médicos e dos relatórios radiológicos, operatórios e anatomopatológicos.

1. Critérios de inclusão

Os critérios incluídos neste trabalho referiam-se a:

• Doentes operados com uma forte suspeita pré-operatória de MAKP e nos quais a anatomia patológica não revelou sinais favoráveis a esta doença.

• Doentes operados por outra patologia, como um abcesso pulmonar, e em que a anatomopatologia confirmou o diagnóstico de MAKP. Neste grupo (apenas um caso), foi efectuada uma ressecção parcial do tecido pulmonar (e não uma lobectomia), deixando o tecido MAKP in situ.

2. Parâmetros estudados

Definimos os 9 parâmetros acima referidos para o nosso estudo.

1. A idade de início dos sintomas.

2. A idade do diagnóstico, que corresponde geralmente à idade do tratamento cirúrgico.

3. Sintomas clínicos.

4. Malformações associadas.

5. Dados de imagiologia e de outras investigações.

6. Métodos de tratamento.

7. A estadia no hospital.

8. Evolução clínica e radiológica a médio e longo prazo.

9. Achados patológicos.

Todos os doentes foram submetidos a radiografia e tomografia computorizada (TC) de tórax normais. Realizou-se ecografia torácica com Doppler em 2 casos, trânsito esófago gastro-duodenal (TOGD) em 4 casos, cintigrafia de perfusão pulmonar e exploração endoscópica respiratória em 1 caso cada. O seguimento baseou-se em exames clínicos e radiológicos na consulta externa.

Os nossos doentes podem ser classificados em 2 grupos com base nos achados radiológicos:

➕ Lesão aórtica multicística que afecta um único lobo com forte suspeita de MAKP.

➕ Uma lesão cística circunscrita no ar, uma simples suspeita de MAKP e febre persistente, tendo sido operado por lobectomia (o que explica o número de falsos positivos (13/14) na nossa série).

OBSERVAÇÃO 1

O bebé (B.R.) era do sexo feminino, tinha 50 dias de vida, uma história de prematuridade de 32 semanas de amenorreia e um peso neonatal de 1550 g, tendo sido internado à nascença durante 29 dias por infeção materno-fetal e depois aos 40 dias por dificuldade respiratória. Ao exame físico, apresentava polipneia a 45 ciclos por minuto, tiragem torácica, afunilamento xifoide e uma saturação de oxigénio de 82% em ar ambiente. A radiografia do tórax mostrava uma hiper-aeração do hemicampo pulmonar direito com distensão pulmonar direita, herniação transmediastínica e desvio do mediastino para a esquerda **(Fig. 1)**.

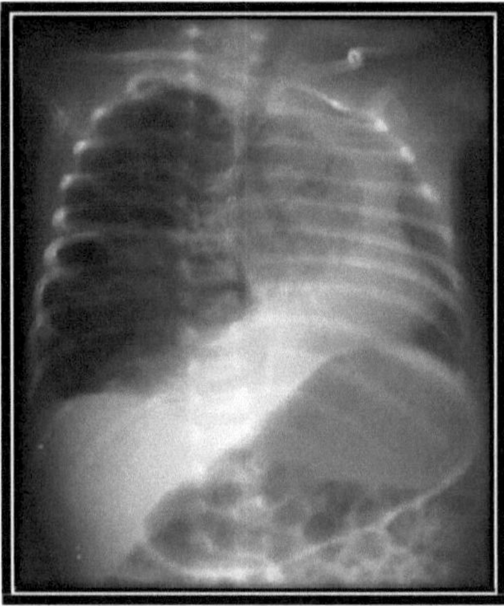

Figura 1: Radiografia frontal do tórax: hiper-arejamento do pulmão direito, hérnia transmediastinal, desvio dos elementos do mediastino para a esquerda.

A TC do tórax mostrou uma distensão significativa dos lobos superior e médio direitos devido à coalescência de múltiplas bolhas de ar. O lobo inferior direito estava colapsado, pressionado contra a coluna vertebral, e o mediastino estava empurrado para a esquerda, com redução da ventilação do pulmão esquerdo **(Fig. 2)**. O aspeto multi-cístico da lesão levou ao diagnóstico de MAKP dos lobos superior e médio direitos.

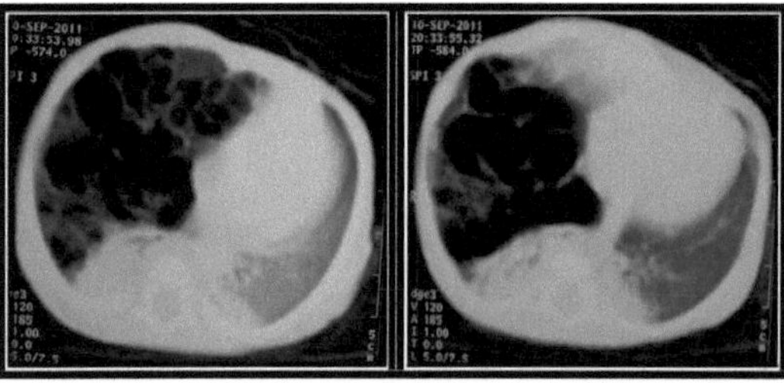

Figura 2: Tomografia computorizada do tórax: múltiplos quistos aéreos nos lobos superior e médio direitos.

Uma perfusão pulmonar realizada quando havia dúvidas sobre a existência de enfisema lobar congénito mostrou hipoperfusão no lobo superior direito **(Fig. 3)**. O lactente foi operado aos 55 dias de vida por toracotomia póstero-lateral direita. O aspeto intra-operatório foi o de MAKP envolvendo os lobos superior e médio direitos. A cissura menor não foi identificada. Foi efectuada uma bilobectomia superior e média. No pós-operatório imediato, com um nível de hemoglobina de 6,1 g.$^{dl-1}$, foi efectuada uma transfusão de 40 ml de sangue fenotipado. O dreno torácico foi retirado 2 dias após a operação. A criança foi entregue aos pais no D5 pós-operatório. Na secção, a peça cirúrgica mostrou múltiplos lúmens quísticos, o maior dos quais media 1 cm de diâmetro.

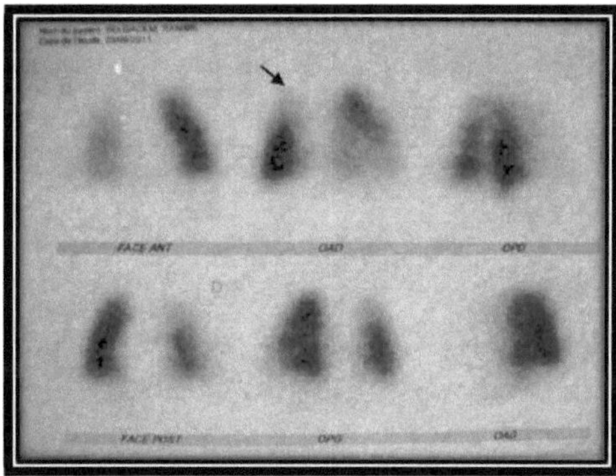

Figura 3: Cintigrafia de perfusão pulmonar: hipoperfusão do lobo superior direito

Histologicamente, tratava-se de múltiplas cavidades quísticas opticamente vazias, de tamanho variável, sem revestimento epitelial próprio, rodeadas em alguns locais por uma reação de células gigantes. Estes quistos estavam localizados nos septos que separavam os lóbulos. O aspeto dos alvéolos, brônquios e bronquíolos era normal. Esta situação era consistente com **enfisema intersticial pulmonar (Fig. 4)**.

O seguimento foi de 30 meses. A criança apresentou broncopneumonia recorrente e manteve um hemitórax esquerdo assimétrico.

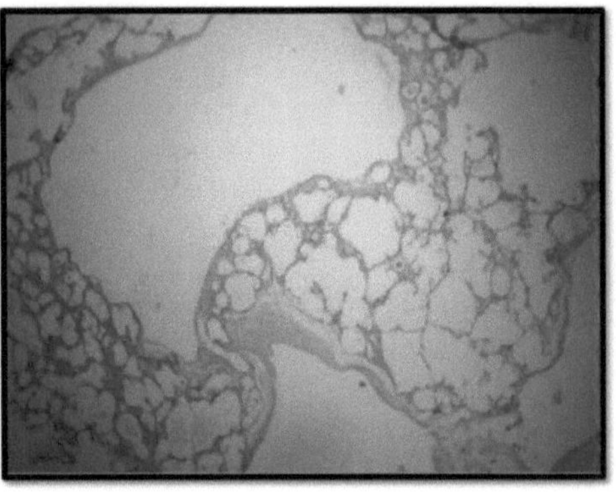

Figura 4: Histologia do enfisema intersticial pulmonar

OBSERVAÇÃO 2

O recém-nascido (B.Y.) era do sexo feminino, com 23 dias de vida, fruto de uma gravidez normal, nascido a termo com um peso neonatal de 2750 g e que apresentou dificuldade respiratória aos 3 dias de vida. A radiografia de tórax mostrou pneumotórax total esquerdo, com atelectasia passiva do parênquima pulmonar homolateral e deslocamento do mediastino para a direita **(Fig. 5)**.

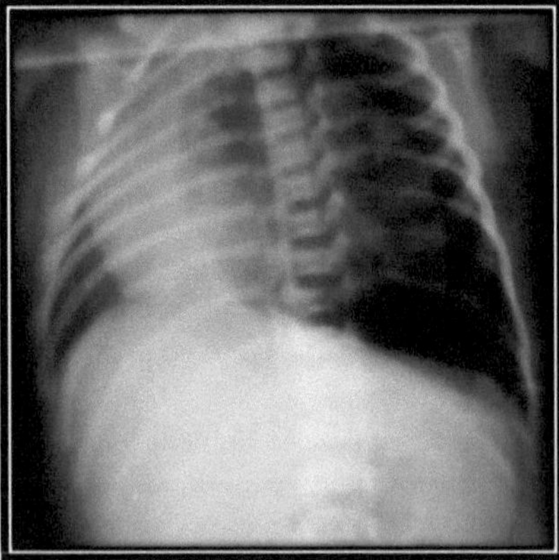

Figura 5: Radiografia frontal do tórax: pneumotórax total e compressivo esquerdo com desvio do mediastino para a direita.

A tomografia computorizada do tórax mostrava também um aeri cístico de tamanho variável no lobo inferior esquerdo, que estava retraído. O pulmão direito estava comprimido **(Fig. 6)**.

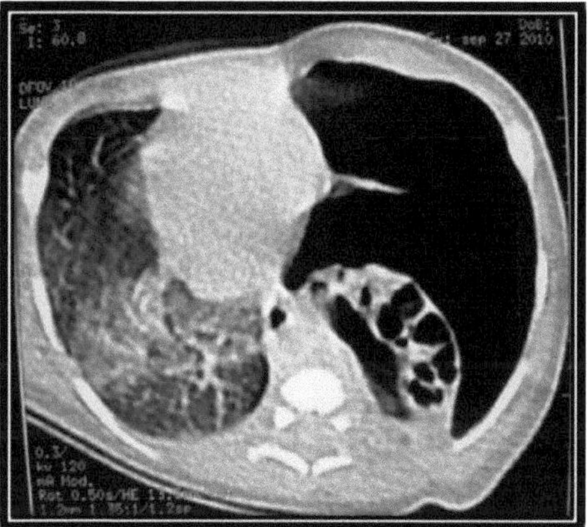

Figura 6. Tomografia computadorizada de tórax: imagens aéreas císticas do lobo inferior esquerdo.

Após exsuflação do pneumotórax, este recidivou, obrigando à colocação de dreno pleural esquerdo, que se manteve durante 7 dias. O exame radiológico mostrou a persistência de imagens quísticas claras no lobo inferior esquerdo **(Fig. 7)**, tendo sido pedida nova TC torácica que mostrou um aspeto sugestivo de MAKP do lobo inferior esquerdo **(Fig. 8)**. A ecografia com Doppler não mostrou vasos sistémicos a vascularizar a malformação.

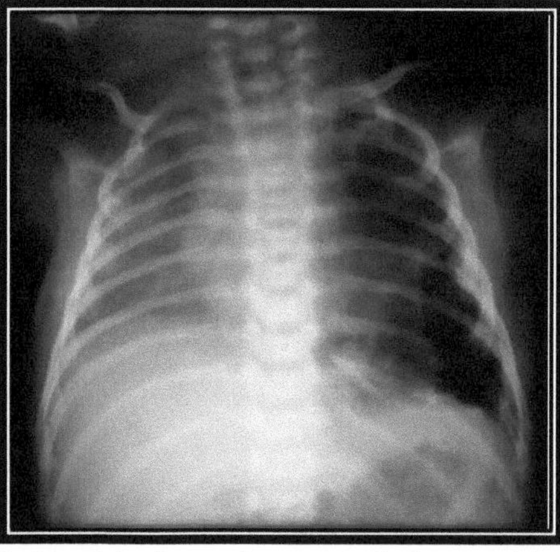

Figura 7. Radiografia frontal do tórax após remoção do dreno torácico: imagens nítidas do lobo inferior esquerdo.

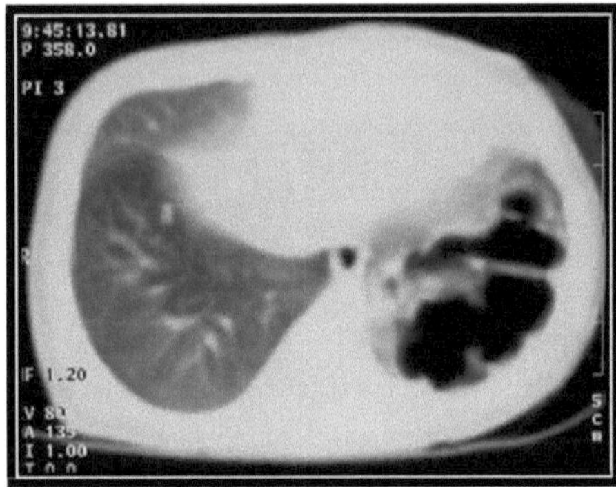

Figura 8. Tomografia computorizada do tórax: aparecimento de MAKP no lobo inferior esquerdo.

O recém-nascido foi operado aos 23 dias de vida através de uma toracotomia esquerda no 5° espaço intercostal. A exploração revelou múltiplas aderências pleurais, particularmente no lobo inferior. No lóbulo inferior, existiam numerosas formações quísticas com dimensões entre 0,2 e 2 cm **(Fig. 9)**.

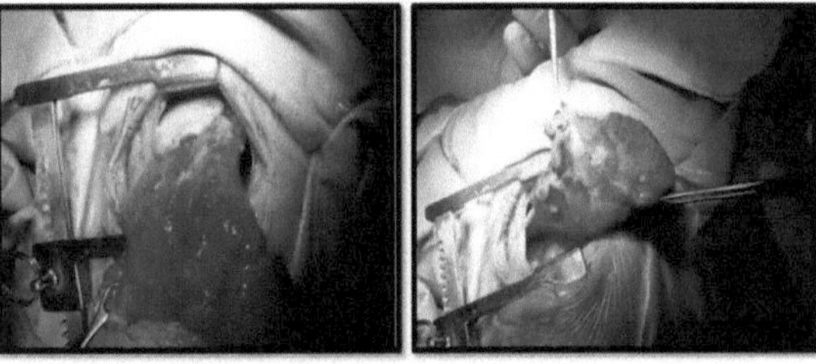

Figura 9. Aspeto intra-operatório.

Foi efectuada uma lobectomia inferior esquerda **(Fig. 10)**.

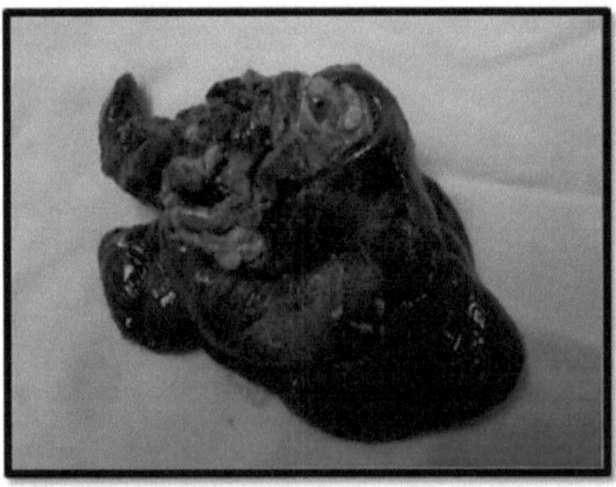

Figura 10. Peça de lobectomia inferior esquerda

A evolução foi marcada pelo aparecimento de febre no D-1 pós-operatório e uma PCR de 123 mg.L^{-1}, necessitando de tratamento com Cefotaxima e Amicacina. O dreno torácico foi retirado no D-4 pós-operatório e o tempo de internamento foi de 27 dias. Na secção da peça operatória, observou-se uma formação quística com 5 cm de diâmetro, de conteúdo pastoso esbranquiçado, que histologicamente continha material eosinofílico com estruturas vasculares fantasmagóricas. Este material necrótico era invulgar, pois era rico em lamelas de queratina, como é habitualmente observado nos alvéolos do feto no final da gravidez. Esta cavidade quística, de topografia sub pleural, correspondia a um foco de enfarte pulmonar em fase de dissolução, como evidenciado pela presença de uma grande reação macrofágica e de células gigantes em torno da cavidade.O tecido pulmonar circundante a esta lesão incluía secções de artérias com lúmens trombosados e trombos organizados, repermeabilizados ou calcificados, tendo o diagnóstico histológico sido o de **enfarte pulmonar** pré-natal em descolamento **(Fig. 11)**. A evolução posterior foi favorável com um seguimento de 3,5 anos. A radiografia de tórax de seguimento mostrou uma boa expansão do pulmão esquerdo **(Fig. 12)**.

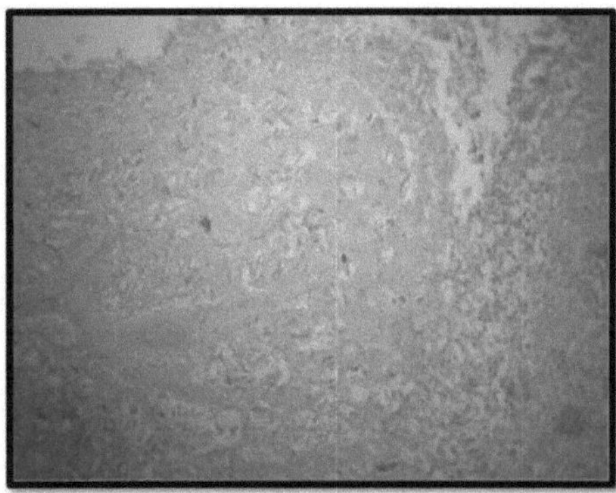

Figura 11. Histologia: infarto pulmonar antenatal (lamelas de queratina indicam origem antenatal).

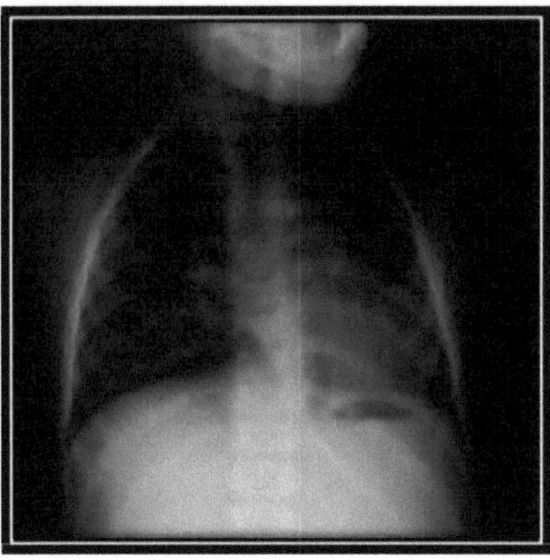

Figura 12. Radiografiatórax da radiografia: boa   expansão pulmonar.

OBSERVAÇÃO 3

Um bebé do sexo masculino de 15 meses (C.M.) foi admitido no hospital a o s 10 meses de idade com tosse e febre. Foi-lhe diagnosticado um abcesso pulmonar direito e tratado com ácido clavulânico. Durante o seu acompanhamento em ambulatório, uma radiografia do tórax efectuada fora do episódio infecioso mostrou uma formação arredondada, hiperclara, com 8 cm de comprimento, ocupando a hemicâmara pulmonar direita.

Uma TAC torácica revelou uma cavidade sequelar no lobo inferior direito. O diagnóstico foi de MAKP do lobo superior direito e a criança foi operada por toracotomia direita no 4.º espaço intercostal. A exploração intra-operatória revelou uma pleura muito espessada e aderente em todos os 3 lobos, e particularmente no lobo superior, que apresentava uma formação quística. A punção deste quisto devolveu ar, permitindo o esvaziamento temporário do lóbulo. Foi efectuada uma lobectomia superior direita. O internamento hospitalar f o i de 5 dias.

O exame macroscópico da peça cirúrgica revelou um quisto unilocular com 6 cm de diâmetro. Histologicamente, o quisto tinha uma parede espessa e fibrosa sem revestimento epitelial. Em alguns locais, esta parede era revestida por células macrofágicas, incluindo células gigantes do tipo corpo estranho. Fora do quisto, o parênquima apresentava, em alguns locais, um infiltrado inflamatório intersticial e intra-alveolar.

A pleura visceral estava espessada e fibrosa, sugerindo **um cisto após um infarto pulmonar neonatal.**

Após 6 meses, a criança estava assintomática.
N.B. As imagens e as radiografias não foram encontradas nos arquivos.

OBSERVAÇÃO 4

Uma criança do sexo feminino (S.I.) de 18 meses de idade, de uma gravidez d e termo complicada p o r atraso de crescimento intrauterino, que tinha apresentado broncopneumonia recorrente sem febre desde os 6 meses de idade.

A radiografia do tórax mostrava uma claridade bem limitada, homogénea, no lobo inferior direito, com cerca de 7 cm de eixo longo **(Fig. 13)**.

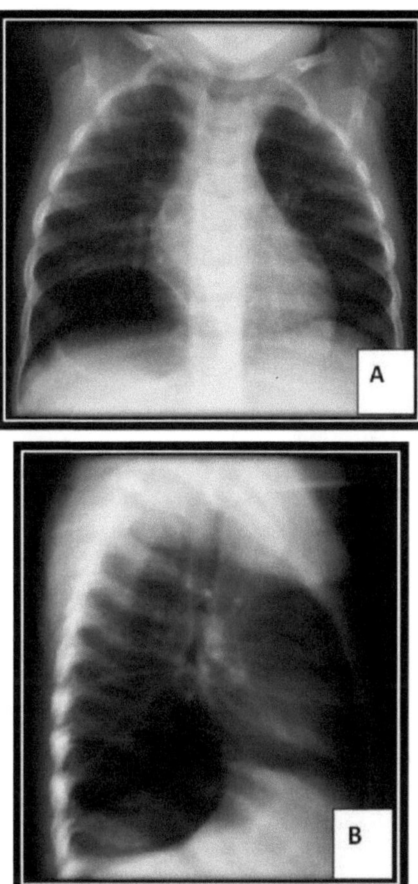

Figura 13. A: Radiografia de tórax de frente: lobo inferior direito bem circunscrito. **B: Radiografia** de tórax em perfil: lobo inferior direito com projeção posterior.

O TOGD revelou refluxo gastro-esofágico supracarinal sem hérnia hiatal **(Fig. 14)**. A TC do tórax mostrou uma formação quística grande, homogénea, bem limitada, de paredes finas, aerótica, no lobo inferior direito, medindo 7x6 cm. O aspeto era consistente com PKA do lobo inferior direito **(Fig. 15)**.

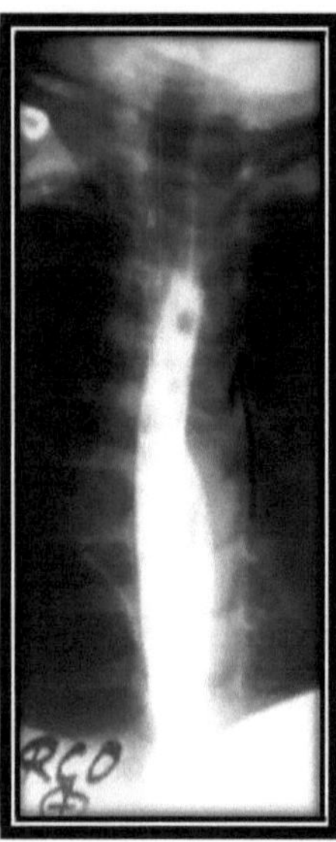

Figura 14. Refluxo gastro-esofágico maciço.

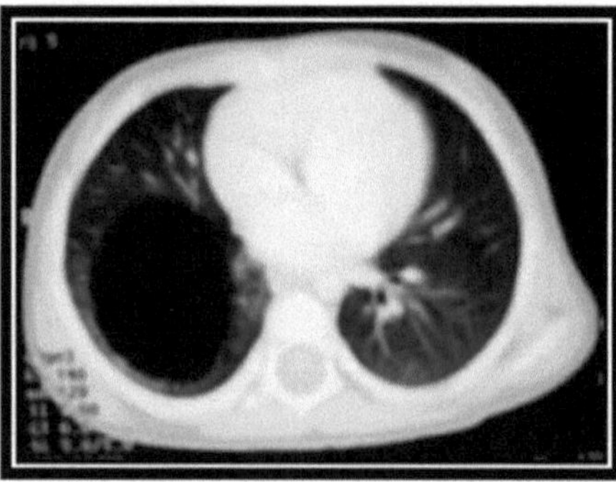

Figura 15. Tomografia computadorizada de tórax: formação cística unilocular no lobo inferior direito.

A criança foi operada através de uma toracotomia direita no 6° espaço intercostal. O exame intra-operatório revelou um lobo inferior direito muito aumentado, com uma grande formação multi-cística na sua base, medindo 7 cm de comprimento. O resto do parênquima pulmonar, principalmente o nelson, era provavelmente displásico. Foi efectuada uma lobectomia inferior direita com remoção da formação **(Fig. 16)**.

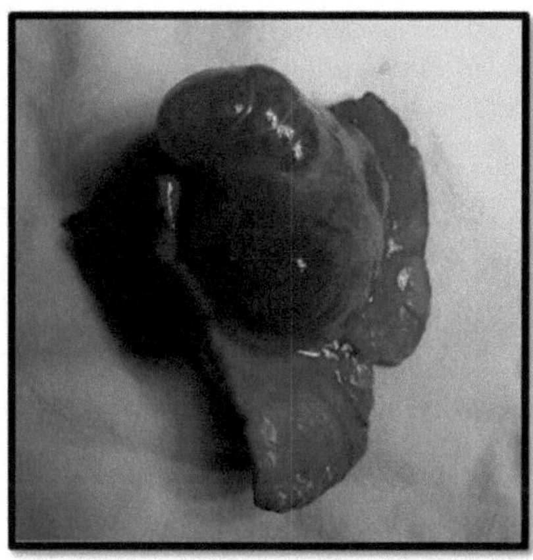

Figura 16. Peça de lobectomia inferior direita.

O exame macroscópico da peça operatória confirmou a existência de uma formação quística subpleural com uma parede espessada e conteúdo aerado, medindo 6 cm de diâmetro. O resto do tecido pulmonar estava congestionado e colapsado em alguns locais. Histologicamente, o quisto tinha uma parede constituída por tecido fibroso com poucas células e sem revestimento epitelial. A parede do quisto estava separada do parênquima pulmonar por uma faixa de tecido conjuntivo frouxo com sufusões hemorrágicas. O quisto apresentava uma pleura visceral fibrosa e espessada. O resto do tecido pulmonar apresentava focos de atelectasia e áreas focais de metaplasia cúbica do revestimento alveolar, bem como um infiltrado linfocítico nodular **(Fig. 17).**

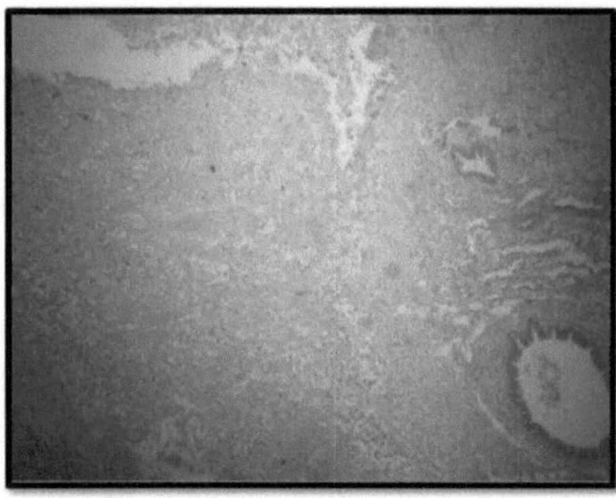

Figura 17. Histologia: infarto pulmonar pós-natal.

Este aspeto é o de **um quisto secundário a um enfarte pulmonar pós-natal** do lobo inferior direito. Um ano depois, a evolução foi marcada por broncopneumonia recorrente e dispneia asmática, muito provavelmente relacionada com refluxo gastro-esofágico.

OBSERVAÇÃO 5

A menina (J.G.), de 4 anos de idade, sem antecedentes patológicos de relevo, apresentava expetoração hemoptóica sem febre ou alteração do estado geral, com 2 anos de evolução e agravamento progressivo desde há 2 meses. O exame físico era normal.

A serologia da hidátide, a reação intradérmica à tuberculina (RTI) e os testes do bacilo de Koch em 3 dias consecutivos foram negativos. A radiografia de tórax mostrava uma opacidade alveolar, mal limitada ao paracárdio direito **(Fig. 18)**.

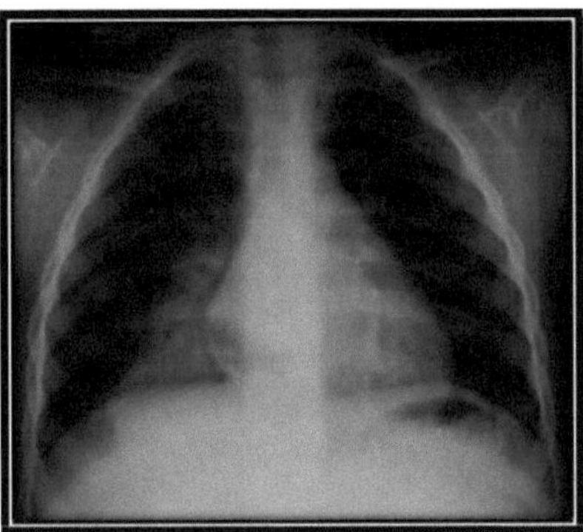

Figura 18. Radiografia de tórax: opacidade paracardíaca direita.

A TC torácica complementar concluiu pela existência de um foco de condensação parenquimatosa, póstero-basal à direita, com 5 cm de extensão, contendo múltiplas lesões quísticas centimétricas de densidade heterogénea, sugestivas de MAKP ou sequestro pulmonar **(Fig. 19)**.

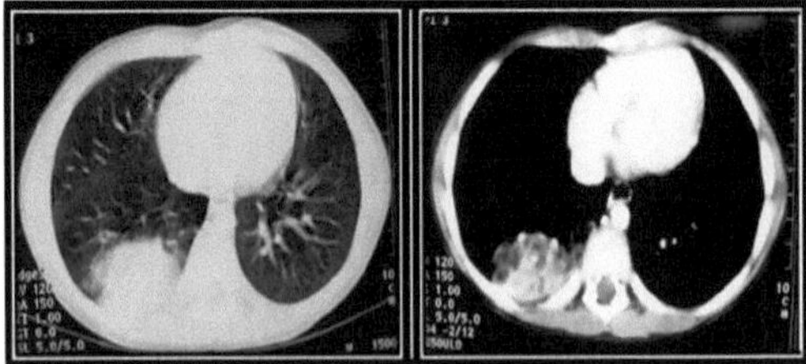

Figura 19. TC de tórax: condensação parenquimatosa posterobasal direita: MAKP ou sequestro pulmonar?

A ecografia torácica com Doppler não revelou vasos de alimentação sistémicos. A criança foi submetida a toracotomia até ao $5°$ espaço intercostal direito. A exploração revelou uma pirâmide basal não ventilada e endurecida, cuja manipulação provocou a saída de pus através do tubo de intubação endotraqueal. Havia também múltiplas adenopatias mediastinais. O aspeto intra-operatório era o de um MAKP do lobo inferior direito **(Fig. 20)**. Foi efectuada uma lobectomia inferior direita **(Fig. 21)** e foi iniciada profilaxia antibiótica com ácido clavulânico. A evolução pós-operatória foi simples. Os 2 drenos torácicos foram retirados no D-3 e no D-5 pós-operatório. A criança foi entregue aos pais no dia D-7 do pós-operatório. Macroscopicamente, a peça cirúrgica mostrava uma área basal posterior arroxeada. Em secção transversal, os brônquios e bronquíolos a este nível apresentavam uma parede espessada e um lúmen dilatado. Esta dilatação brônquica estava associada a uma condensação do parênquima. O lúmen de um brônquio continha um corpo estranho acastanhado, duro e filiforme.

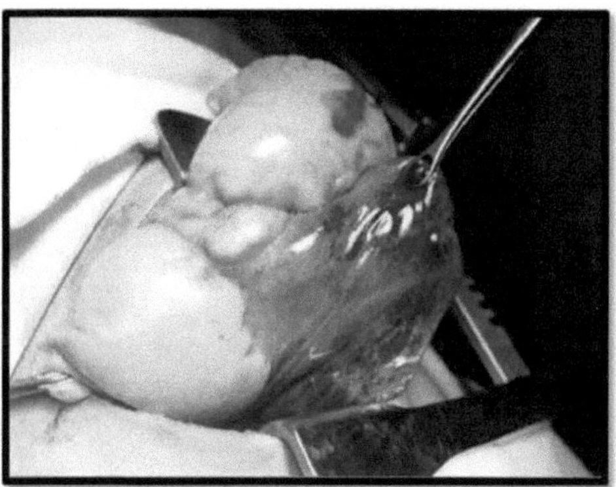

Figura 20. Aspeto intra-operatório de MAKP no lobo inferior direito.

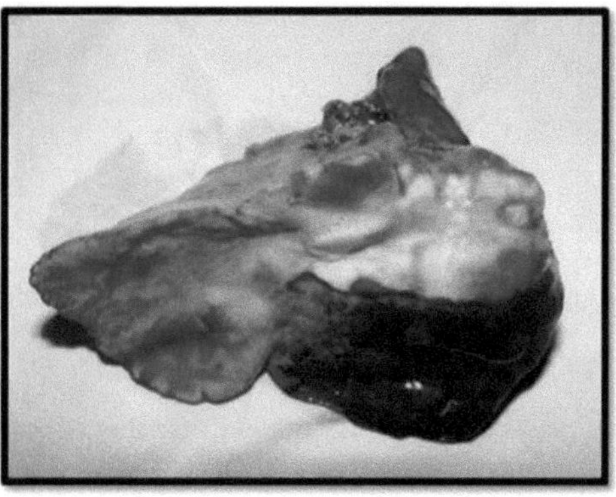

Figura 21. Peça de lobectomia inferior direita.

Histologicamente, o segmento póstero-basal apresentava uma dilatação dos brônquios e bronquíolos, que tinham frequentemente um lúmen cheio de pus e uma mucosa ulcerada. O tecido pulmonar à volta destes brônquios apresentava frequentemente um infiltrado inflamatório abundante e polimorfo. O exame microscópico confirmou a presença de um corpo estranho de origem vegetal no lúmen de um brônquio. O exame anatomopatológico da peça cirúrgica concluiu que **se tratava de lesões de dilatação brônquica** em locais supurados, secundárias a um corpo estranho vegetal, envolvendo o segmento póstero-basal do lobo inferior direito. A evolução posterior foi favorável, com resolução do quadro de hemoptise.

OBSERVAÇÃO 6

Uma criança do sexo feminino (T.M.), com 3 meses e 8 dias de idade, que tinha apresentado broncopneumonia recorrente e dispneia num contexto febril desde a idade de 1 mês. Sob antibioticoterapia, a evolução foi marcada por uma recorrência dos sintomas respiratórios com agravamento da dispneia, progredindo para dificuldade respiratória com necessidade de assistência respiratória durante 10 dias. A radiografia do tórax mostrava uma opacidade aquosa que ocupava quase todo o campo pulmonar esquerdo, com o mediastino a recuar para a direita **(Fig. 22)**.

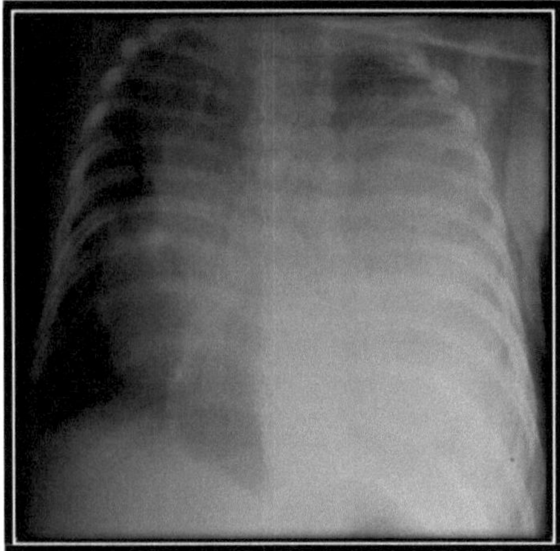

Figura 22. Radiografia frontal de tórax: opacidade envolvendo o pulmão esquerdo, com desvio do mediastino para a direita.

A angioscopia torácica mostrou um lobo inferior esquerdo distendido por várias formações quísticas com deslocamento do mediastino, sem artéria sistémica. O aspeto era sugestivo de MAKP do lobo inferior esquerdo **(Fig. 23)**.

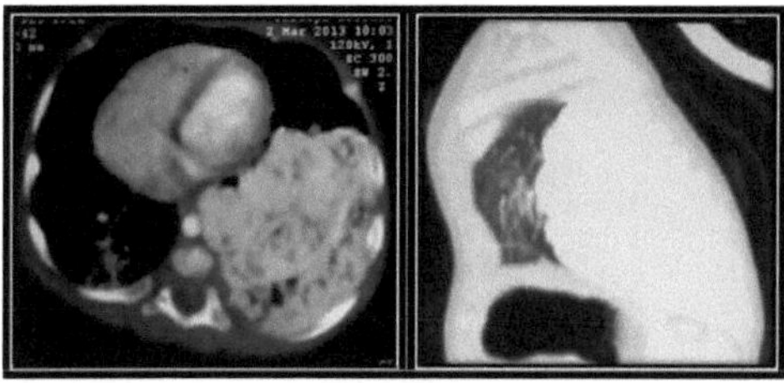

Figura 23. Angioscan torácico: formação cística no lobo inferior esquerdo: MAKP?

A ecografia cardíaca com Doppler era normal.

Foi efectuada uma toracotomia esquerda até ao $5°$ espaço intercostal. A exploração intra-operatória revelou uma pleura visceral espessada. No lobo inferior esquerdo encontrava-se uma enorme formação castanho-avermelhada, não ventilada, aparentemente hiper-vascularizada, com 12 cm de comprimento e sem vasos sistémicos **(Fig. 24)**.

Foi efectuada uma lobectomia inferior esquerda.

O exame macroscópico da peça operatória revelou uma grande secção do lobo inferior esquerdo com um aspeto hepático, alguns focos hemorrágicos e uma cavidade periférica com 1 cm **(Fig. 25)**. Histologicamente, o aspeto hepático era consistente com um tumor vascular benigno e multifocal que envolvia os septos inter-alveolares e o resto do tecido intersticial. Esta proliferação consistia em capilares com lúmen maioritariamente reduzido. Estes capilares eram revestidos por células endoteliais regulares com alguns sinais de mitose. O tumor era por vezes visível nas paredes das veias, que estavam dilatadas. As áreas hemorrágicas estavam relacionadas com lesões de necrose isquémica. O quisto observado macroscopicamente correspondia a um bronquíolo com dilatação quística significativa e parede amplamente ulcerada.

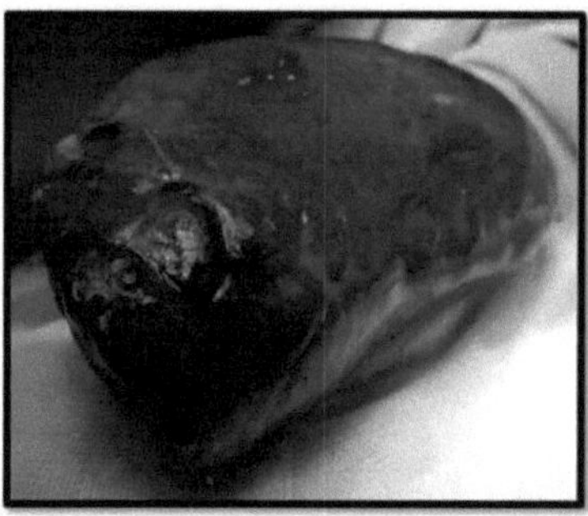

Figura 24. Aspeto intra-operatório: formação hiper-vascularizada do lobo inferior esquerdo.

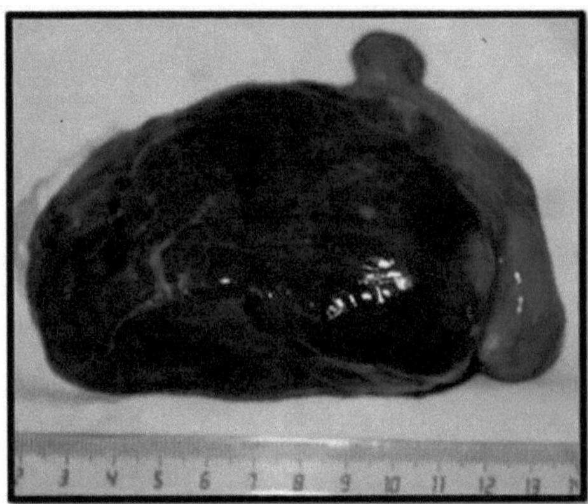

Figura 25. Aspeto macroscópico da peça cirúrgica: lobo inferior esquerdo com aspeto hepático.

O exame anatomopatológico concluiu que o doente apresentava hemangiomatose capilar pulmonar do lobo inferior esquerdo **(Fig. 26)**. O doente faleceu aos 7 dias de pós-operatório em consequência de uma infeção nosocomial.

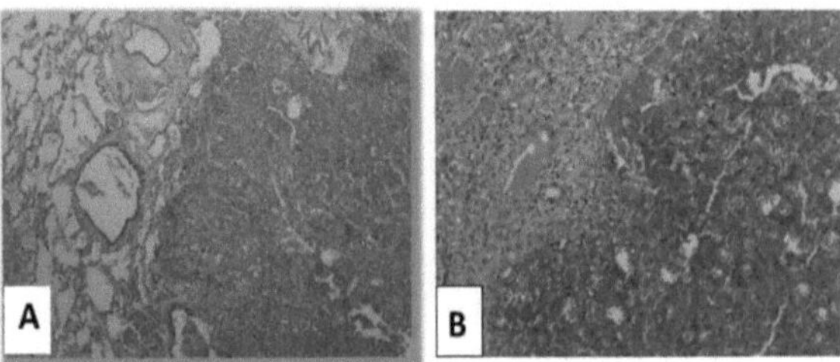

Figura 26. Histologia. **A:** Proliferação capilar difusa envolvendo os septos inter-alveolares. **B:** Necrose isquémica e hemorrágica.

OBSERVAÇÃO 7

A criança do sexo feminino (B.A.), com 2 meses e 9 dias de idade, fruto de uma gravidez normal levada a termo, apresentou-se 15 dias antes do internamento com tosse, dispneia e febre que não melhoraram com a antibioterapia à base de ácido clavulânico. O exame físico revelou febre de 38,5°C, polipneia a 45 ciclos por minuto com sinais de luta, murmúrios vesiculares diminuídos à direita e estertores roncadores bilaterais à auscultação pulmonar. A radiografia do tórax mostrava uma opacidade hidroaéreo de cerca de 10 cm de eixo longo envolvendo os dois terços inferiores do campo pulmonar direito sem deslocamento mediastínico **(Fig. 27)**.

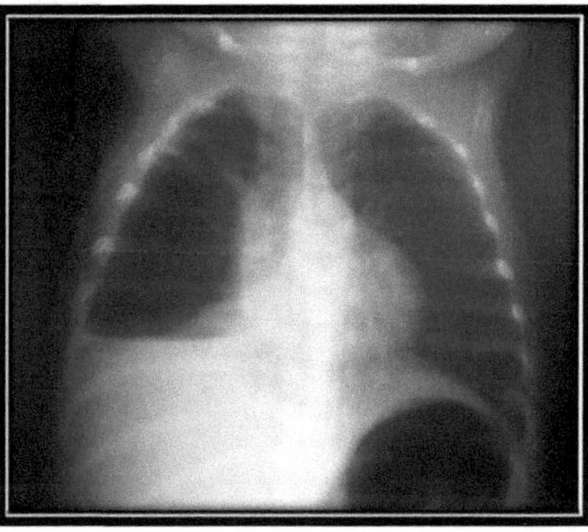

Figura 27-1 Radiografia frontal do tórax em posição vertical: hiperclaridade dos dois terços inferiores do campo pulmonar direito com nível hidroaéreo

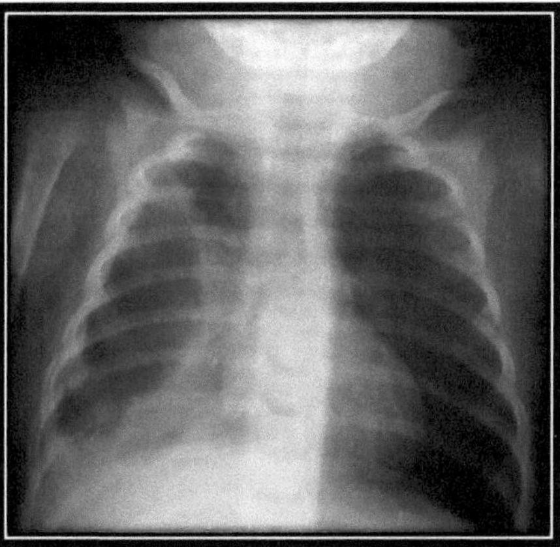

Figura 27-2. Radiografia de tórax em decúbito ventral: hiperclareza da maior parte da parte externa do hemicampo pulmonar direito com enchimento do fundo de saco pleural.

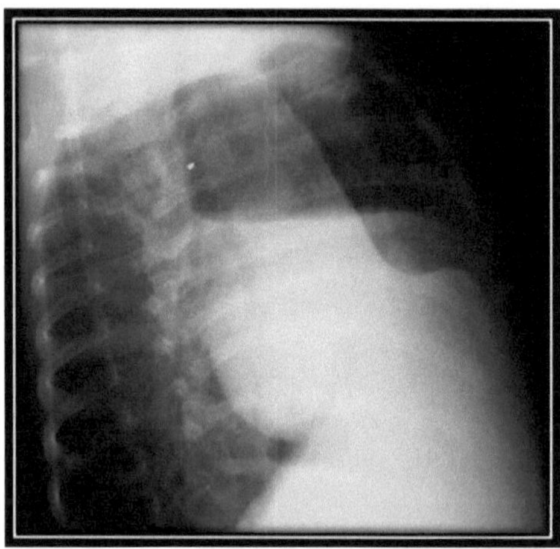

Figura 27-3. Radiografia do tórax em perfil: opacidade hidroaéreo com projeção anterior.

A TC torácica confirmou a existência de uma coleção de paredes limpas, com 9x7x5 cm, ocupando a parte médio-torácica direita, com conteúdo hidroaéreo, parecendo continuar com derrame pleural da grande cavidade e sinais de compressão parenquimatosa dos lobos inferiores e médios **(Fig. 28)**.

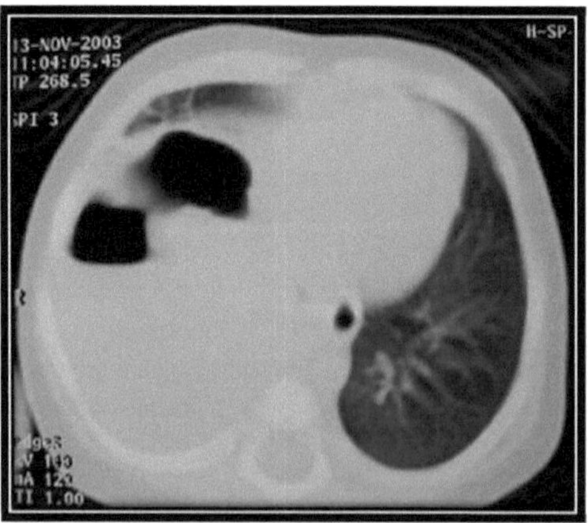

Figura 28. Tomografia computadorizada de tórax: coleção hidroaeróbia ocupando o hemicampo pulmonar direito.

A criança foi operada através de uma toracotomia posterobasal direita até ao 4° espaço intercostal. A exploração revelou uma pleura parietal e visceral altamente inflamada **(Fig. 29)**. A aspiração produziu 150 ml de pus espesso e amarelado, que foi retirado para exame bacteriológico **(Fig. 30)**.

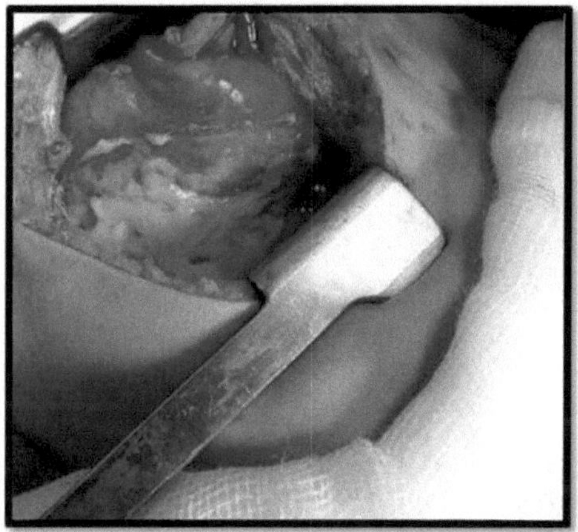

Figura 29. Inquérito intra-operatório: pleura parietal e visceral muito inflamada

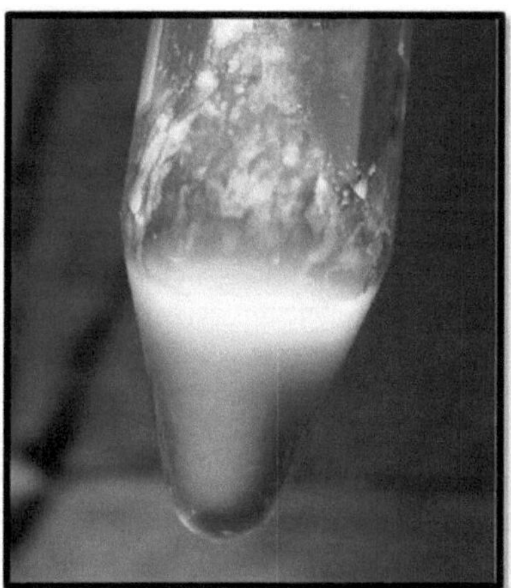

Figura 30. Amostragem de pus.

No exame do lobo inferior direito, havia 2 formações císticas borbulhantes localizadas no segmento apical e na pirâmide basal. Foi efectuada uma lobectomia inferior direita **(Fig. 31)**.

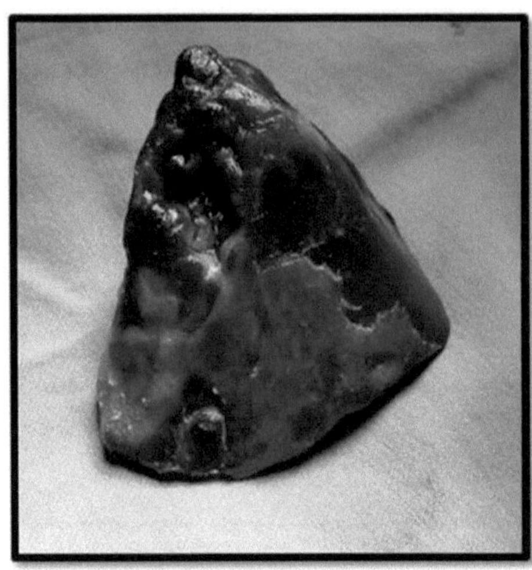

Figura 31. Peça de lobectomia inferior direita.

O exame bacteriológico do líquido pleural revelou Staphylococcus Aureus Meti-S, e o bebé foi tratado com antibióticos adequados. O exame macroscópico da peça operatória revelou um lobo pulmonar com 5x4x3 cm, coberto principalmente na base por falsas membranas espessas. Na secção, havia uma cavidade quística com 1 cm de eixo longo, aberta à superfície. Outra cavidade cística medindo 8 mm foi encontrada próxima ao brônquio lobar. Histologicamente, as duas cavidades apresentavam conteúdo purulento e estavam rodeadas por um bordo de tecido de granulação que lembrava a membrana piogénica observada à volta dos abcessos. Noutros locais, o tecido pulmonar tinha um aspeto normal. Em particular, não havia inflamação. A pleura estava revestida por grandes depósitos fibrino-leucocitários. O exame anatomopatológico concluiu pela existência de **2 abcessos pulmonares**, 1 dos quais periférico e fistulizado com uma grande pleurite fibrinosa. O seguimento foi de 1 mês. O doente perdeu posteriormente o seguimento.

OBSERVAÇÃO 8

Um lactente de 14 meses de idade (A.A.), do sexo masculino, sem antecedentes pessoais de relevo, apresentou-se há 2 meses com tosse seca e febre que recusou tratamento sintomático e antibiótico. O exame físico revelou uma diminuição dos murmúrios vesiculares esquerdos. A radiografia de tórax mostrava uma opacidade lobar superior esquerda homogénea, ovalada, com 8x5 c m , de tonalidade aquosa, encimada por um nível hidroaéreo **(Fig. 32)**. A TC torácica complementar confirmou a existência de uma massa quística contendo um nível hidroaéreo, com parede espessa e regular, envolvendo a maior parte do lobo superior esquerdo **(Fig. 33)**, persistindo um síndroma inflamatório, com leucócitos de 19.000 ^{mm3}.mL-1 e PCR de 150 mg.$^{L-1}$ após 13 dias de antibioterapia. A criança foi operada através de uma toracotomia até ao 4° espaço intercostal esquerdo. O exame intra-operatório revelou uma pleura espessada, numerosas aderências hemorrágicas no lobo superior esquerdo e grandes adenopatias mediastínicas com 1 a 2,5 cm de diâmetro.

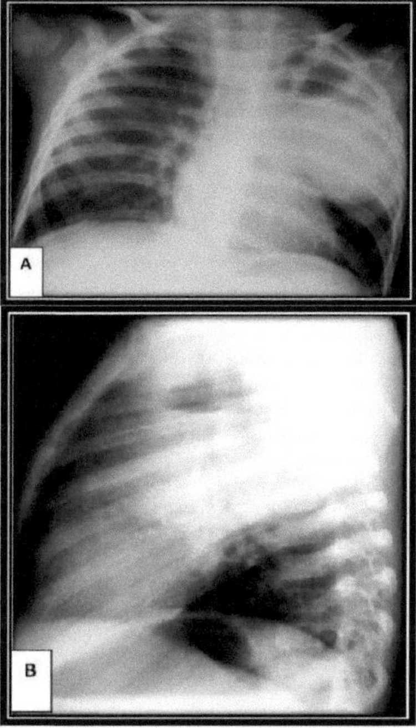

Figura 32. A: Radiografia de tórax de frente: opacidade do lobo superior esquerdo encimada por um nível hidroaéreo. **B:** Radiografia de tórax, perfil: opacidade do lobo superior esquerdo com um nível hidroaéreo, projeção posterior.

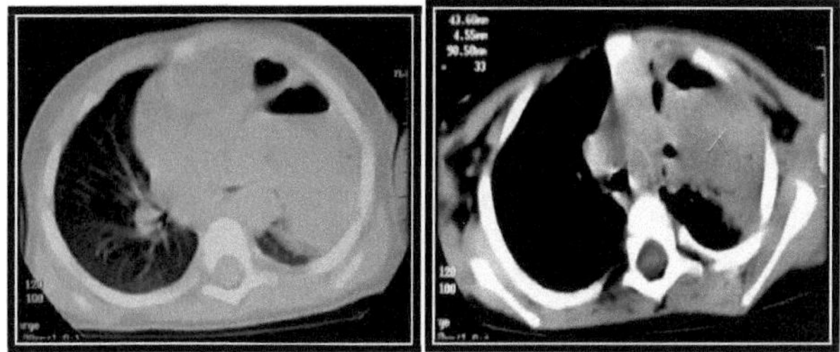

Figura 33. TC de tórax: massa cística no lobo superior esquerdo com nível hidroaéreo.

A maior parte do lobo superior esquerdo estava ocupada por uma formação quística purulenta. Foi efectuada uma lobectomia superior esquerda **(Fig. 34)**.

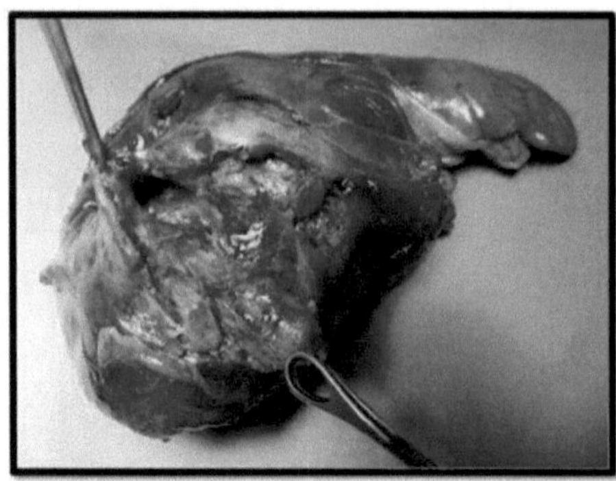

Figura 34. Peça de lobectomia superior esquerda.

A profilaxia antibiótica baseou-se em Cefotaxima.

O pós-operatório foi simples, com a remoção do tubo torácico aos 4 dias de pós-operatório. O bebé foi entregue aos pais no dia seguinte. Macroscopicamente, a peça de lobectomia media 10x5x3 cm com uma superfície acastanhada e uma cavidade quística vazia com 1,2 cm de comprimento. Ao corte, o parênquima tinha um aspeto acastanhado e continha uma 2ª cavidade quística com 3 cm de comprimento, comunicante com a inicialmente descrita. Histologicamente, as cavidades apresentavam uma parede relativamente espessa constituída por 2 camadas: uma interna semelhante a um botão carnudo e uma externa constituída por tecido conjuntivo relativamente rico em células do tipo fibroblastos. Este aspeto da parede é muito semelhante ao da membrana piogénica que envolve os abcessos. No entanto, o tecido pulmonar não apresentava lesões histológicas, o que levou a concluir que **se tratava de um abcesso do lobo superior esquerdo.** O seguimento foi de 1 mês. O doente perdeu o seguimento.

OBSERVAÇÃO 9

Lactente do sexo feminino (A.H.), com três meses e meio de idade, que se apresentou uma semana antes do internamento com broncopneumonia febril, tratada c o m ácido clavulânico. A radiografia do tórax mostrava uma opacidade bem delimitada no lobo superior direito **(Fig. 35)**.

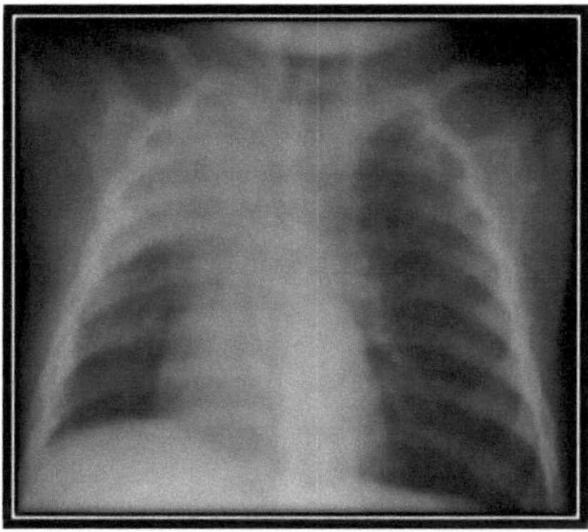

Figura 35. Radiografia frontal do tórax: opacidade do lobo superior direito.

A evolução sob tratamento médico foi marcada por um agravamento progressivo. O exame radiológico após a administração de antibióticos à criança mostrou que a opacidade se tinha tornado heterogénea e aerada, com a aparência de um derrame pleural **(Fig. 36)**.

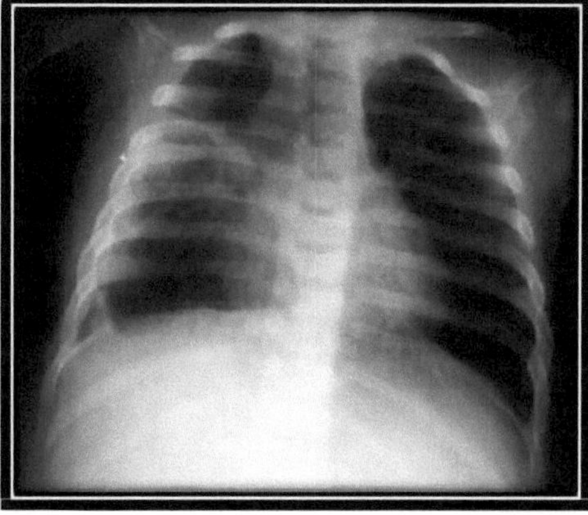

Figura 36. Controlo de verificação: opacidade heterogénea arejada com enchimento do saco pleural direito.

Dada a dispneia, febre e sinais biológicos de infeção (PCR 252 mg.$^{L-1}$; hiperleucocitose 49.000 ^{mm3}.mL-1), a antibioterapia inicial foi alterada para uma combinação de Cefotaxima e Vancomicina. Foi pedida uma TAC torácica, que mostrou uma formação parenquimatosa cística, hidroaeróbia, regular, de paredes finas, com 5 cm no lobo superior direito. Esta estava associada a uma 2ª pequena formação quística no mesmo lobo, com presença de derrame pleural claustral e atelectasia dos lobos médio e inferior direitos. O diagnóstico de MAKP lobar superior direito associado a derrame pleural septado foi aceite e a criança foi operada por toracotomia póstero-lateral direita. A pleura parietal estava muito espessada e completamente aderente à pleura visceral. A investigação revelou um líquido hemorrágico entre as duas pleuras e uma coleção purulenta na bolsa inferior. A dissecção revelou e evacuou uma 1ª coleção purulenta na região lobar superior direita, com 5 cm de comprimento, e uma 2ª cavidade quística, mais pequena, na região lobar superior, com 2 cm de diâmetro **(Fig. 37)**. Foi efectuada uma lobectomia superior direita **(Fig. 38)**.

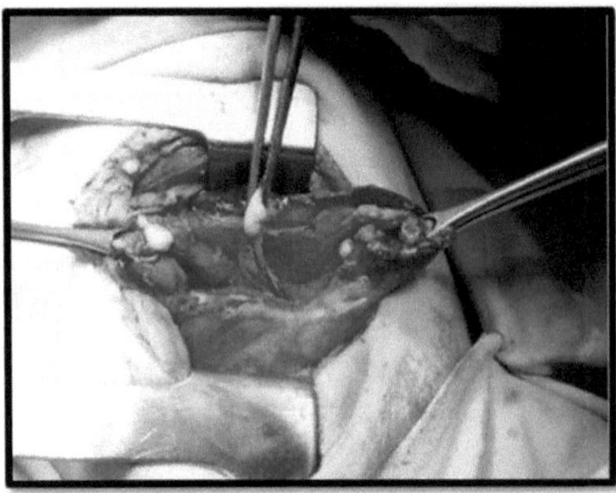

Figura 37. Aspeto intra-operatório: 2 cavidades císticas no lobo superior direito.

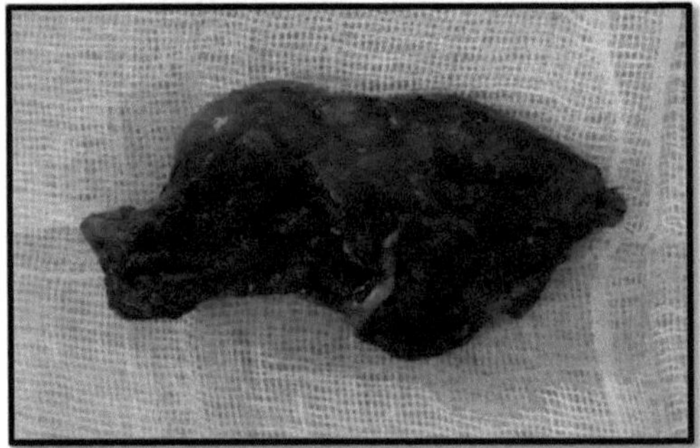

Figura 38. Peça de lobectomia superior direita.

A profilaxia antibiótica per-operatória foi efectuada com Cefazolina. O exame bacteriológico do líquido pleural foi negativo. A evolução pós-operatória foi simples, com a remoção do dreno torácico aos 5 dias de pós-operatório e a entrega do bebé aos pais aos 13 dias de pós-operatório. O exame macroscópico da peça operatória revelou um fragmento acastanhado de tecido pulmonar com 7x4x2 cm, com 2 cavidades quísticas contíguas em secção transversal, a maior das quais com 2 cm de comprimento. Noutros locais, o tecido pulmonar continha múltiplos focos branco-amarelados, medindo entre 0,2 e 0,5 cm. Histologicamente, as duas cavidades quísticas estavam delimitadas por tecido de granulação coberto à superfície por material fibrino-leucocitário e formado por vasos sanguíneos do tipo capilar e um abundante infiltrado inflamatório polimórfico sem estrutura epitelial. Noutros locais, o parênquima pulmonar apresentava focos em que os alvéolos continham numerosos macrófagos, por vezes associados a polinúcleos de neutrófilos. Os pequenos brônquios e bronquíolos apresentavam uma morfologia normal. O exame histológico não revelou qualquer agente patogénico e concluiu que **o doente tinha uma doença pulmonar abcedada do lobo superior direito.** A evolução posterior foi marcada por um único episódio de tosse sem febre, tratada sintomaticamente, e o seguimento foi de 1 mês e meio.

COMENTÁRIO 10

O recém-nascido (S.F.) de 40 dias de idade, do sexo masculino, nascido de uma gravidez normal, com ecografia morfológica sem anomalias, apresentou, aos 28 dias de vida, febre de 39°C, sem sinais respiratórios ou outras queixas. O exame citobacteriológico da urina foi positivo, tendo a febre sido inicialmente atribuída a infeção do trato urinário e tratada com antibióticos. O hemograma revelou uma hiper-leucocitose de 23600 por ml. A radiografia de tórax mostrava uma opacidade escavada cobrindo a maior parte do hemitórax direito, estando presentes apenas o ápice e o fundo de saco costodiafragmático **(Fig. 39)**.

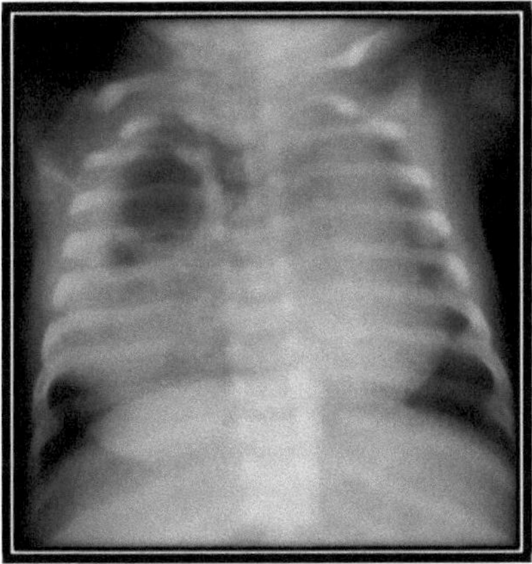

Figura 39. Radiografia frontal do tórax: opacidade escavada do hemi tórax direito.

Aos 33 dias de vida, o recém-nascido apresentava tosse sem febre e um exame somático normal. A ecografia torácica mostrou uma grande formação cística bilobada com parede espessa e limpa, conteúdo finamente ecogénico, contendo ecos aéreos reverberantes. A TC do tórax mostrou uma grande massa cística bilobada, de paredes espessas, principalmente posterior, medindo 6x5x4 cm. Esta formação apresentava realce pelo contraste na periferia e continha algumas bolhas de ar, aspeto compatível com uma origem malformativa **(Fig. 40)**.

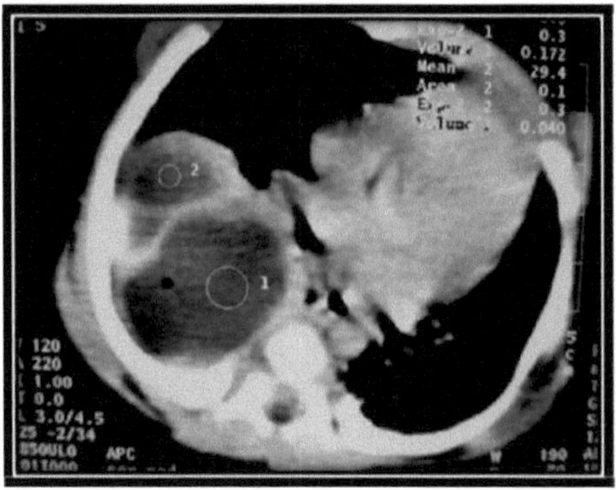

Figura 40. Tomografia computorizada do tórax: massa cística bilobada no pulmão direito.

O TOGD não mostrou comunicação esofágica com a massa. O recém-nascido foi operado aos 40 dias de vida através de uma toracotomia póstero-lateral direita. A exploração intra-operatória revelou uma pleura parietal espessada e um pulmão direito irreconhecível porque não estava a ventilar. Havia 3 formações císticas pulmonares **(Fig. 41)**.

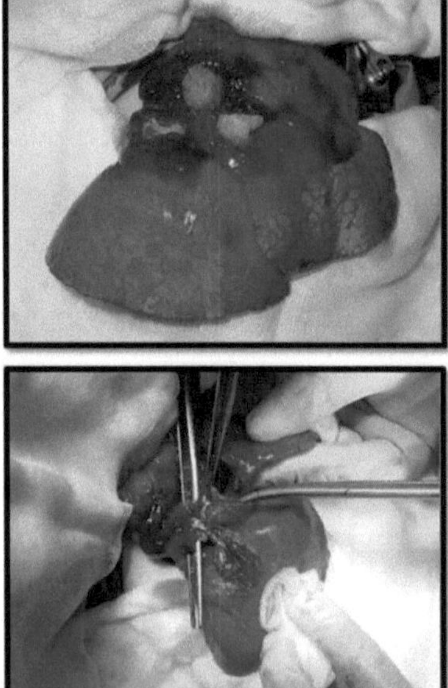

Figura 41. Aspeto intra-operatório: 3 formações císticas envolvendo os 3 lobos direitos.

A punção destas formações produziu pus **(Fig. 42)**. Cada uma destas formações tinha cerca de 5 cm de comprimento e estava localizada muito perto da junção entre as cissuras maior e menor. Após a evacuação, verificou-se que as formações nos lobos superior e inferior estavam a borbulhar, o que indicava a existência de uma fístula brônquica. Além disso, a formação cística do lobo superior comunicava com a do lobo inferior. Estas formações císticas estavam principalmente relacionadas com o segmento dorsal do lobo superior, o segmento apical do lobo inferior e o segmento medial do lobo médio. Estes achados defendem a hipótese de MAKP do pulmão envolvendo os três lobos.

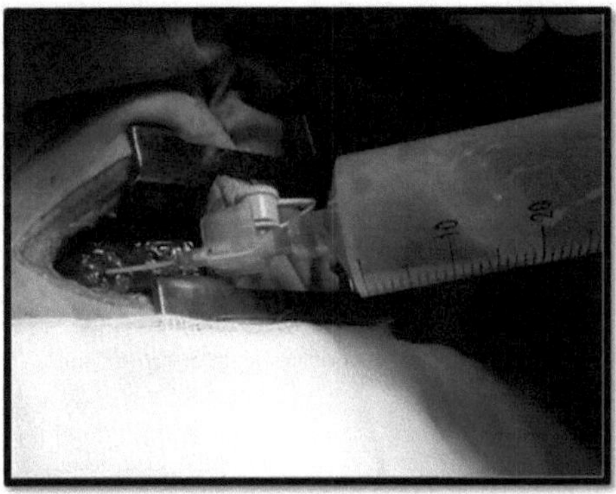

Figura 42. Formação cística produtora de pus.

Em vez de realizar uma pneumonectomia direita, optámos por realizar uma ressecção atípica de cada uma destas 3 formações quísticas. Estas últimas não tinham parede própria, o que nos levou a efetuar uma pericistectomia, removendo o quisto e o tecido necrótico aderente ao mesmo. Durante esta pericistectomia, foram descobertas outras formações quísticas cheias de pus. A pericistectomia foi total na periferia e parcial em profundidade devido ao risco de lesão dos brônquios e artérias lobares. A radiografia de tórax pós-operatória mostrou o desaparecimento da opacidade pulmonar e a ausência de derrame pleural **(Fig. 43)**.

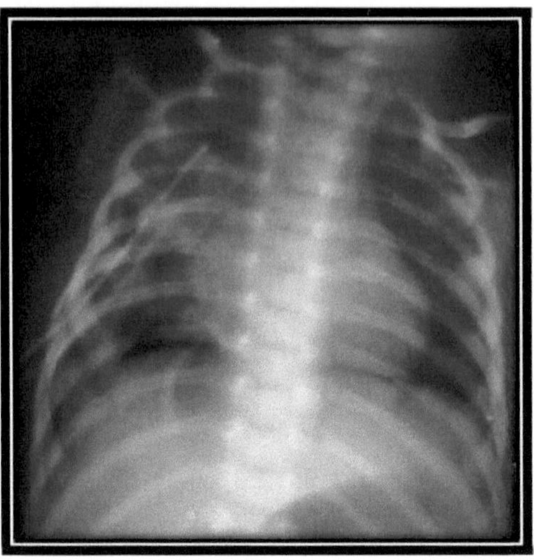

Figura 43. Controlo radiológico pós-operatório: desaparecimento da opacidade pulmonar.

O exame histológico das peças cirúrgicas mostrou que as amostras eram constituídas por tecido pulmonar irreconhecível devido a uma inflamação grave. Esta inflamação afectava os alvéolos, que apresentavam frequentemente uma metaplasia cúbica do seu revestimento epitelial com um lúmen ocupado por macrófagos com citoplasma espumoso, por vezes associados a células gigantes do tipo corpo estranho. Havia também zonas de fibrose e outras em que o parênquima pulmonar era preenchido por tecido de granulação particularmente rico em macrófagos e neutrófilos. Por vezes, este tecido rodeava cavidades, como as observadas em torno de abcessos. Não havia granulomas epitelióides ou imagens histológicas que sugerissem uma malformação pulmonar subjacente. O exame anatomopatológico concluiu que **havia uma inflamação aguda e crónica significativa do tecido pulmonar.** O doente foi perdido de vista.

COMENTÁRIO 11

O bebé (T.I.) do sexo feminino, de 23 meses de idade, sem antecedentes patológicos particulares, apresentou-se aos 22 meses de idade com um quadro respiratório constituído por tosse convulsiva, dispneia e febre de 39°C. O exame radiológico revelou uma formação de líquido quístico no lobo superior direito, com 3,8 cm de diâmetro e um nível hidroaéreo. O tratamento com antibióticos resultou no desenvolvimento de uma formação quística apical direita, aerótica, com uma parede regular e sem nível hidroaéreo, inicialmente sugestiva de PKA do lobo superior direito **(Fig. 44 a e b).**

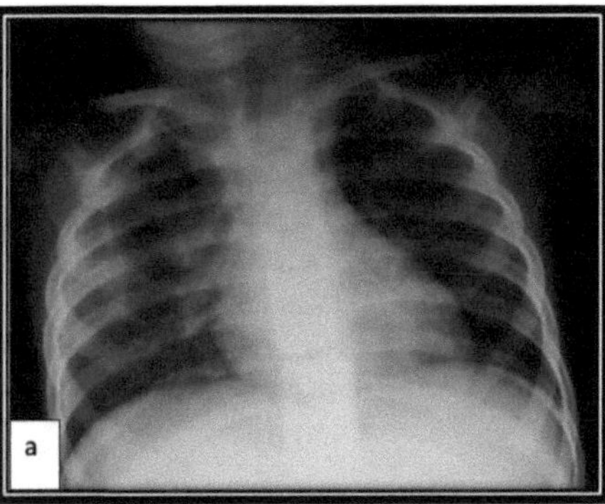

Figura 44 a. Radiografia frontal do tórax: formação quística aerótica de paredes regulares no lobo superior direito.

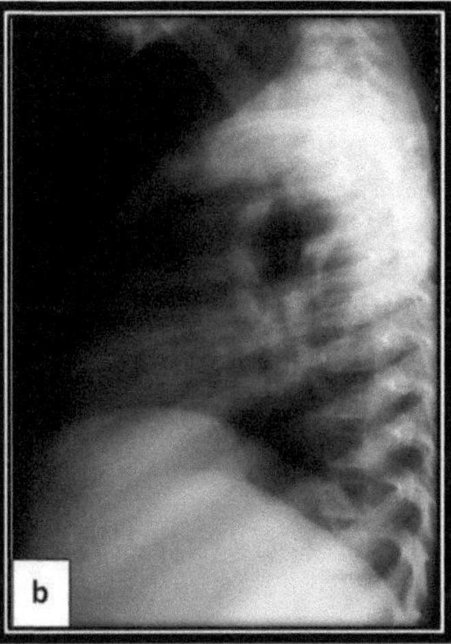

Figura 44 b. Radiografia de tórax em perfil: hiperclaridade do lobo superior direito com projeção posterior.

Uma TAC torácica pedida algum tempo após o episódio infecioso confirmou a existência de uma formação multicística aerotizada, medindo 3x1,5 cm, com uma parede espessada regular e sem nível hidroaéreo **(Fig. 45)**.

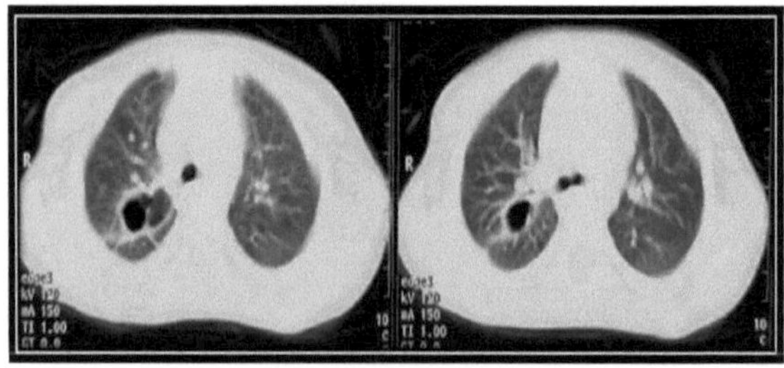

Figura 45. TC de tórax: formação aerótica multi-cística no lobo superior direito.

A broncoscopia não revelou qualquer corpo estranho.

Dada a recorrência da broncopneumonia febril, a complicação de pleurisia purulenta e a persistência das mesmas imagens quísticas parenquimatosas nas investigações radiológicas, foi levantado o diagnóstico de MAKP lobar superior direito, tendo sido efectuada uma toracotomia póstero-lateral direita até ao $5°$ espaço intercostal. Foram detectadas numerosas aderências pleurais muito densas no lobo superior e no segmento apical do lobo inferior e numerosas adenopatias mediastínicas. Foi efectuada uma lobectomia superior direita. Foi iniciada uma profilaxia antibiótica com cefotaxima. Os cuidados pós-operatórios foram simples e o bebé teve alta para os seus pais após 5 dias. A histologia da peça de lobo-isthmectomia **mostrou um foco de tecido fibroso inflamatório.** No entanto, não havia evidência histológica de MAKP. A evolução posterior foi favorável, com um seguimento de 4,5 anos. A radiografia de tórax era normal **(Fig. 46).**

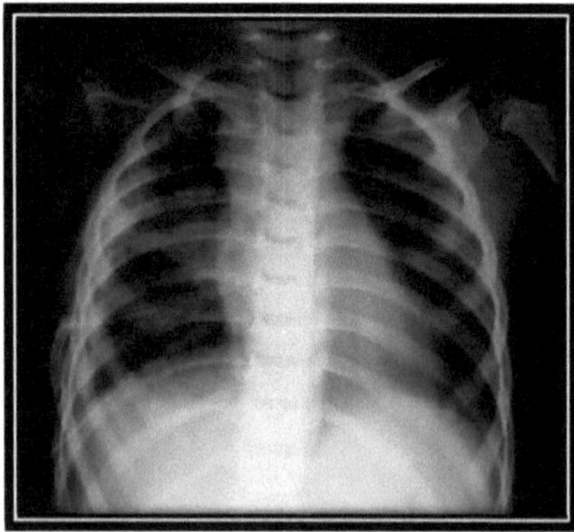

Figura 46. Radiografia de tórax de raio-X: boa expansão pulmonar.

COMENTÁRIO 12

O recém-nascido (B.M.) era do sexo masculino, com 22 dias de idade, proveniente de uma gravidez mal vigiada, com antecedentes de internamento aos 5 dias de idade por polipneia e queixas expiratórias associadas a iterícia e recusa alimentar. Dada a história positiva de infeção, foi levantado o diagnóstico de infeção materno-fetal, mas o estudo infecioso foi negativo. Foi pedida uma radiografia de tórax que revelou um pneumotórax direito que recidivou após 2 exsuflações. O exame físico revelou polipneia a 54 ciclos por minuto. A auscultação pulmonar mostrava murmúrios vesiculares diminuídos à direita. A radiografia de tórax mostrava um pneumotórax direito completo, compressivo com desvio do mediastino para a esquerda **(Fig. 47)**.

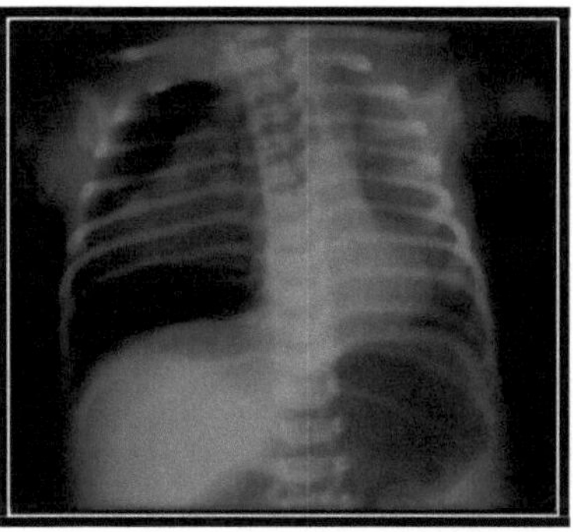

Figura 47. Radiografia de tórax: pneumotórax total e compressivo direito com desvio do mediastino para a esquerda.

Após a exsuflação do pneumotórax, a radiografia do tórax mostrava uma claridade homogénea bem limitada com 4 cm de comprimento, que se projectava do terço inferior do campo pulmonar direito **(Fig. 48)**.

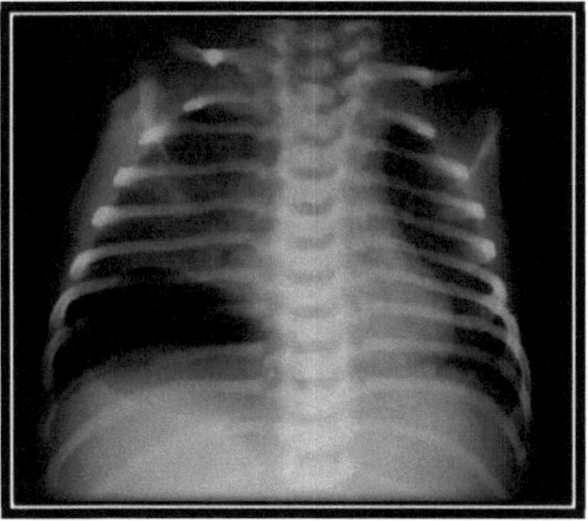

Figura 48. Radiografia de tórax após exsuflação: nitidez do lobo inferior direito.

A TC do tórax confirmou a existência de uma massa quística no lobo inferior direito. Esta formação apresentava uma parede limpa e espessada, com 4 cm de comprimento, e um pneumotórax direito abundante com o mediastino deslocado para a esquerda. O pulmão direito estava colapsado **(Fig. 49)**. Suspeitou-se de MAKP no lobo inferior direito e o recém-nascido foi programado para lobectomia. Ao exame, o lobo inferior direito estava ligado ao diafragma por numerosas aderências fibro-inflamatórias. Não havia anomalias óbvias no lobo inferior direito. Os lobos médio e superior direitos eram normais. A palpação do lobo inferior direito mostrava que toda a sua superfície diafragmática estava coberta de cartão e era a este nível que existiam aderências com o diafragma.

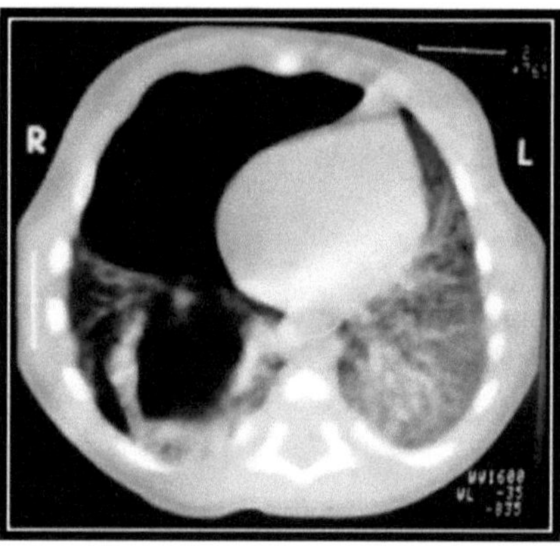

Figura 49. Tomografia computorizada do tórax: formação quística de ar no lobo inferior direito e pneumotórax direito com desvio do mediastino para a esquerda.

Uma vez que era difícil determinar a localização exacta da malformação por inspeção e palpação, e uma vez que a TAC torácica não permitia determinar a localização exacta do quisto, foi realizada uma lobectomia inferior direita. Foi instituída profilaxia antibiótica com ampicilina. O pós-operatório decorreu sem problemas, com remoção do dreno torácico no 3° dia de pós-operatório. Em secção transversal, o parênquima pulmonar estava condensado e bastante bem vascularizado. Não havia lesões quísticas macroscopicamente evidentes. Histologicamente, as várias amostras examinadas tinham um aspeto semelhante. O parênquima pulmonar não apresentava lesões. histológicas, **com exceção** de uma **discreta distensão alveolar no pulmão periférico.** A radiografia do tórax após 1 mês mostrava uma boa expansão do pulmão direito **(Fig. 50)**.

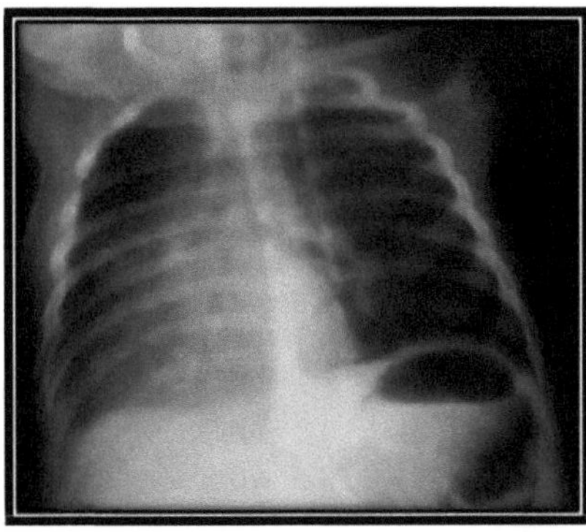

Figura 50: Radiografia do tórax: boa expansão do pulmão direito.
O doente perdeu posteriormente o seguimento.

COMENTÁRIO 13

Uma criança do sexo feminino (B.M.) de 6 meses de idade, proveniente de uma gravidez normal, com antecedentes de broncoalveolite tratada em ambulatório com boa evolução, apresentou tosse e dispneia com febre uma semana antes do internamento.

À auscultação pulmonar, os murmúrios vesiculares direitos estavam diminuídos. Os exames biológicos revelaram uma hiperleucocitose de 11.700 por mm3 e uma PCR de 34 mg.$^{ml-1}$. Foi pedida uma radiografia de tórax que mostrou uma volumosa opacidade escavada com nível hidroaéreo ocupando todo o campo pulmonar direito. A tomografia computorizada torácica suplementar revelou uma volumosa coleção líquida compartimentada no hemitórax direito, medindo 10x6x8 cm, com uma parede limpa que realçava após a injeção do meio de contraste. Esta coleção tinha um brônquio de drenagem (brônquio lobar inferior direito). Exercia um efeito de massa importante, empurrando para trás o mediastino e o parênquima pulmonar direito. Associava-se a uma 2ª formação quística fluida, homogénea, unilocular, no mediastino posterior, com parede fina, medindo 3 cm de comprimento **(Fig. 51)**.Foi efectuado controlo radiográfico um dia depois, que mostrou esvaziamento completo da coleção hidroaerosa, substituída por uma volumosa claridade que ocupava todo o campo pulmonar direito (Fig. 52).A criança foi medicada com Cefotaxima-Teicoplanina e programada para cirurgia. A exploração intra-operatória revelou um lobo inferior direito com uma formação quística, muito provavelmente relacionada com PKA macrocística.

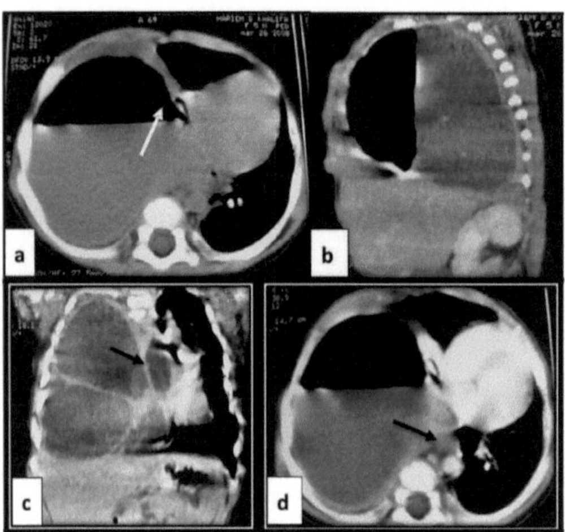

Figura 51. a e b: TC de tórax: coleção aquosa no hemitórax direito com brônquio de drenagem (seta). **C e d:** TC de tórax: massa cística mediastinal posterior (seta).

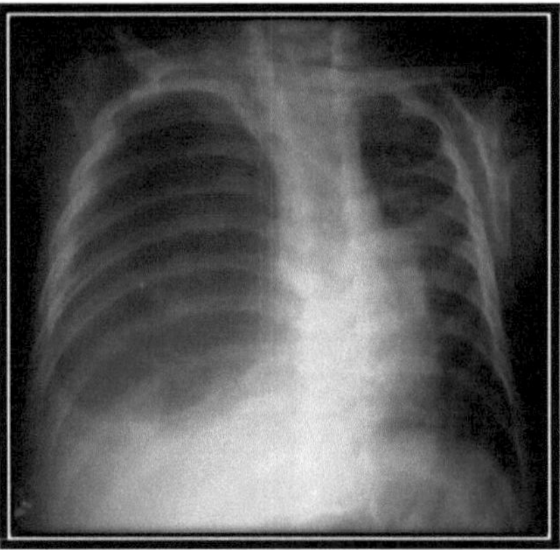

Figura 52. Radiografia de tórax: grande campo pulmonar direito.

Noutros casos, a investigação revelou um sequestro pulmonar extra-lobar e um quisto broncogénico no mediastino posterior que não comunicava com o esófago. **Foi realizada** uma lobectomia inferior direita, ressecção do sequestro pulmonar e do quisto broncogénico mediastínico **(Fig. 53)**.

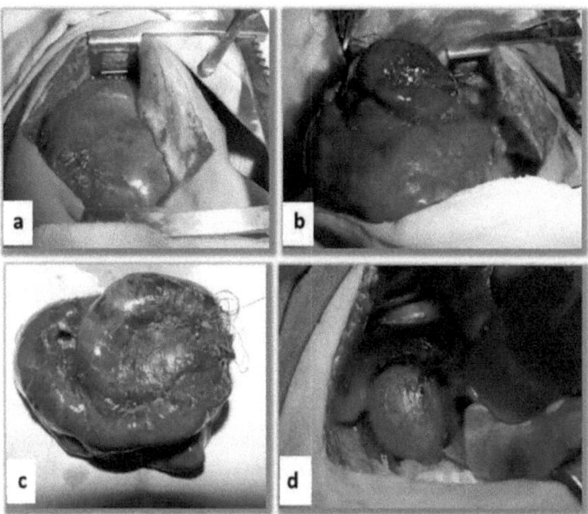

Figura 53. a e b: Aspeto intra-operatório. **c:** Peça de lobectomia para MAKP do lobo inferior direito. **d:** Cisto broncogénico mediastinal com sequestro extra-lobar.

O tratamento pós-operatório foi simples, com a remoção do dreno torácico no 11º dia, e o bebé teve alta para os pais no dia seguinte. A radiografia do tórax aquando da alta mostrava uma boa expansão pulmonar **(Fig. 54)**.

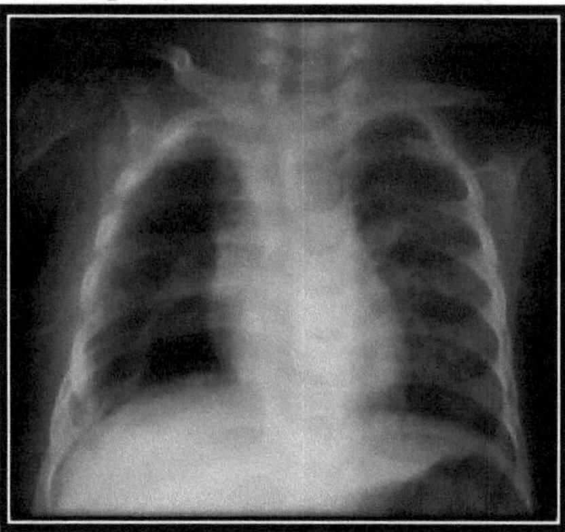

Figura 54. Verificar o controlo radiológico: boa expansão pulmonar direita.

Histologicamente, foram colhidas várias amostras que mostraram que a parede da formação parenquimatosa quística era constituída por tecido fibroso rodeado por tecido de granulação rico em neovasos e um infiltrado inflamatório polimórfico. Numa única amostra, a parede cística parecia estar revestida por epitélio respiratório. Esta formação quística poderia corresponder quer a **um abcesso encistado** cuja parede está parcialmente epitelizada, provavelmente devido à sua comunicação com um bronquíolo, quer a um **MAKP de tipo I.** O quisto mediastínico correspondia **a um quisto do intestino primitivo.** A sua parede era revestida por epitélio de tipo respiratório e escamoso. O resto da parede assemelhava-se a **uma** parede digestiva constituída por uma mucosa muscular, uma submucosa e uma muscular com as suas duas camadas interna e externa. O seguimento foi de 18 meses. Na última consulta de controlo clínico, o doente encontrava-se assintomático.

COMENTÁRIO 14

A filha (S.H.), de 3 anos, apresentou-se com tosse produtiva, dor abdominal e febre, tratada sintomaticamente sem melhoria. Ao exame físico, a criança encontrava-se apirética e eupneica. A biologia revelou uma hiper-leucocitose de 18.000 por mm3, uma velocidade de sedimentação de 87 a 1 hora e uma PCR de 50 mg.L-1. Foi efectuada uma serologia para hidátide, que foi negativa. A radiografia do tórax mostrava uma formação quística no lobo inferior esquerdo, medindo 3 cm no eixo maior, com um nível hidroaéreo **(Fig. 55)**.

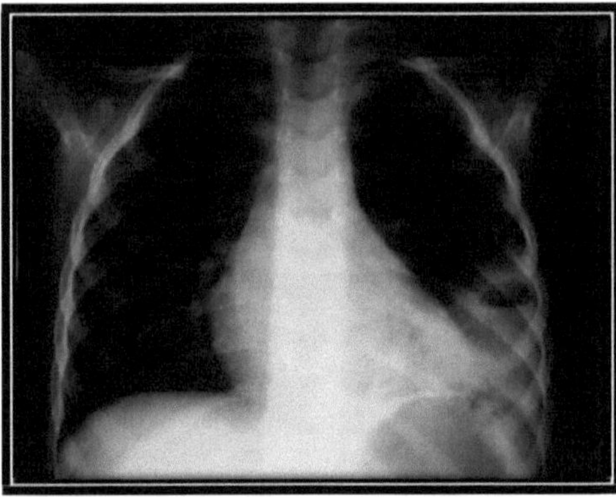

Figura 55. Radiografia frontal do tórax: formação hidroaeróbia no lobo inferior esquerdo.

A ecografia torácica confirmou a presença de uma lesão cística basal esquerda com conteúdo homogéneo e espesso e uma parede espessa. A TAC torácica mostrou um envolvimento sistémico dos segmentos anterior e lateral-basal do lobo inferior esquerdo com a presença de uma formação de 4 cm de diâmetro (Fig. 56).

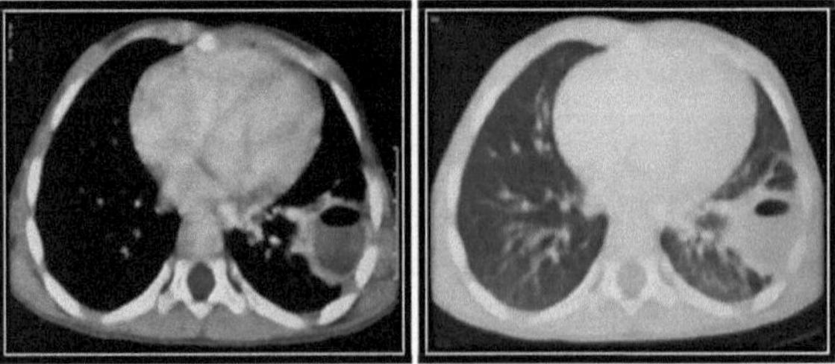

Figura 56. TC de tórax: envolvimento sistémico dos segmentos anterior e lateral-basal do lobo inferior esquerdo com presença d e formação hidroaeróbia.

A radiografia do tórax mostrou o desaparecimento do nível hidroaéreo e a persistência de uma opacidade difusa com limites pobres na base do pulmão esquerdo **(Fig. 57 a e b)**.

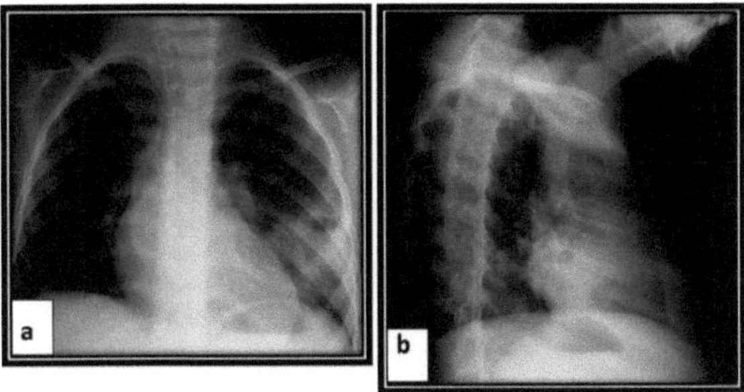

Figura 57. a: Radiografia de controlo do tórax frontal: opacidade mal definida do pulmão basal esquerdo. **b:** Radiografia do tórax lateral: opacidade pouco nítida do pulmão basal esquerdo.

A rapariga foi submetida a uma toracotomia póstero-lateral esquerda até ao 5° espaço intercostal. O exame intra-operatório revelou numerosas aderências entre as pleuras parietais e uma formação cística no lobo inferior esquerdo, envolvendo os segmentos anterior e látero-basal, medindo 2,5 cm. Ao abrir, esta formação estava cheia de pus, que foi removido para exame bacteriológico. O resto do lobo era normal **(Fig. 58)**.

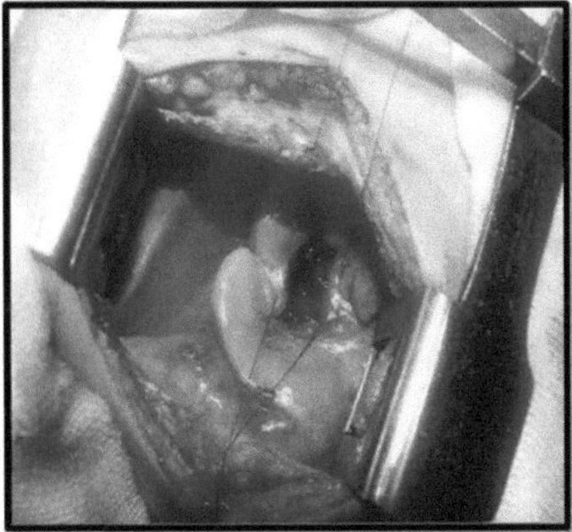

Figura 58. Aspeto intra-operatório sugestivo de abcesso pulmonar.

Dado que o quisto não ultrapassava os 2,5 cm e que o restante parênquima lobar inferior era normal, e tendo em conta o aspeto que lembrava um abcesso pulmonar, em vez de se efetuar uma lobectomia, optou-se pela remoção completa do pericisto. Histologicamente, a peça cirúrgica envolvia a parede d e um quisto, cuja superfície interna era revestida por epitélio do tipo respiratório, muitas vezes desgastado. O resto d a parede era constituído por tecido conjuntivo e músculo liso com um infiltrado inflamatório rico em linfócitos. Esta parede quística era prolongada por tecido pulmonar que mostrava bronquíolos dilatados cheios de

41

macrófagos.Além disso, havia lesões de alveolite vegetativa, caracterizadas pela presença de botões de tecido conjuntivo frouxo que preenchiam o lúmen alveolar.O tecido intersticial continha um denso infiltrado inflamatório rico em linfócitos que se agrupavam.Perante este aspeto histológico, concluiu-se que a **doente tinha MAKP do lobo inferior esquerdo.**O seguimento foi de 10 anos. A rapariga não apresentava sintomas respiratórios. O exame radiológico não revelou anomalias parenquimatosas e o crescimento pulmonar foi normal.

CAPÍTULO III
RESULTADOS

A nossa série incluiu 14 crianças (10 raparigas e 4 rapazes) com idades compreendidas entre os 23 dias e os 4 anos. Durante o mesmo período, 47 doentes foram submetidos a cirurgia por MAKP confirmado histologicamente. A percentagem de erros diagnósticos e terapêuticos na nossa série foi de (14/61) 29, 78%. Este valor pode ser explicado pela atitude do cirurgião perante a "simples dúvida" de MAKP e a persistência de febre perante uma lesão quística unilocular.

1. História e diagnóstico pré-natal
Não foram registados antecedentes familiares de malformação broncopulmonar. Nenhum caso beneficiou do diagnóstico pré-natal.

2. Sintomatologia clínica
A idade de início dos sintomas variou de 1 dia a 3 anos. Estes foram:

- Dificuldade respiratória neonatal em 3 casos (casos 1, 2 e 12).

- Broncopneumonia recorrente em 2 casos (casos 4 e 6).

- A pleuropneumonia febril não melhorou com o tratamento antibiótico em 7 casos (casos 3, 7, 8, 9, 11, 13 e 14).
- Hemoptise em 1 caso (caso 5).

Noutros casos, tratou-se de uma descoberta casual num caso (caso n.º 10).

3. Biologia
Em 6 casos (casos n.º 7, 8, 9, 10, 11 e 14), foi observada uma síndrome inflamatória biológica. Foi solicitada uma prova tuberculínica e uma pesquisa do bacilo de Kokh na expetoração para o caso 5, que foram negativas. Foi pedida uma serologia para a hidatidose em 2 casos (casos n.º 5 e 14), que foi negativa.

4. Radiologia

Foram efectuadas **radiografias do tórax** em todos os doentes:

- Imagens de quistos aéreos em 2 casos (casos 1 e 2).

- Uma imagem quística nítida em 3 casos (casos 3, 4, 12).

- Uma formação hidroaérea em 5 casos (casos n.º 7, 8, 11, 13).

43

- Uma opacidade em tons de água em 3 casos (casos 6, 9 e 10).

- Opacidade alveolar em 2 casos (casos 5 e 14).

Foram efectuadas **tomografias computadorizadas do tórax** em todos os doentes.

O diagnóstico de MAKP foi suspeitado em 13 casos. Mostrou:

- Imagens de quistos aéreos em 4 casos (casos 1, 2, 6 e 10).

- Formação de quistos aéreos em 4 casos (casos 3, 4, 11 e 12).

- Uma formação hidroaérea em 4 casos (casos n.º 7, 8, 9 e 13).

- Imagens de condensação do parênquima em 1 caso (caso 5).

Num caso (caso 14), a TAC torácica mostrou um envolvimento sistematizado com a presença de uma formação hidroaeróbia arredondada, levantando a suspeita de abcesso pulmonar.

A ecografia torácica com Doppler em 3 casos (casos 2, 5 e 14) não revelou quaisquer vasos sistémicos que vascularizassem a malformação.

O TOGD efectuado em 2 casos mostrou um refluxo gastro-esofágico maciço num caso (caso n.º 4).

5. Cintigrafia de perfusão pulmonar
Efectuada apenas no caso 1, revelou hipoperfusão do lobo superior direito.

6. Endoscopia
A broncoscopia solicitada num caso (caso n.º 11) não revelou qualquer corpo estranho.

7. Malformações associadas
A ecografia cardíaca de 1 criança (caso 6) foi normal. Nenhum doente foi submetido a cariotipagem.

8. Disponível em
Todas as crianças foram tratadas cirurgicamente por toracotomia póstero-lateral. O procedimento cirúrgico consistiu numa lobectomia para remoção da malformação em 11 casos, numa bi-lobectomia em 1 caso (caso N°1) e na remoção atípica das formações quísticas em 2 casos (casos N°10 e 14). A malformação envolvia o lobo inferior em 8 casos (casos N°2, 4, 5, 6, 7, 12, 13 e 14), o lobo superior em 4 casos (casos N°3, 8, 9 e 11), os lobos superior e médio em 1 caso (caso N°1) e o campo pulmonar direito em 1 caso (caso N°10).

9. Evolução

O tratamento pós-operatório foi simples em 12 casos. Foi observada uma anemia hipocrómica microcítica que exigiu transfusão num caso (caso 1). Um bebé faleceu imediatamente após a cirurgia na sequência de uma infeção nosocomial (caso n.º 6). O dreno torácico foi retirado entre o 2º e o 11º dia de pós-operatório. O tempo de hospitalização variou entre 5 e 27 dias.

O seguimento variou de 1 mês a 10 anos. 2 crianças continuaram a sofrer de broncopneumonia recorrente (casos n.º 1 e 4) até à idade de 1 ano e 30 meses, respetivamente. 7 doentes perderam o seguimento (casos n.º 3, 7, 8, 9, 10, 12 e 13).

10. Estudo anatomopatológico da peça cirúrgica

O estudo anatomopatológico da peça cirúrgica foi efectuado em todos os casos e rectificou o diagnóstico em todos os 14 casos, concluindo com:

- Enfisema intersticial pulmonar em 1 caso (caso 1).

- Um enfarte pulmonar pré-natal em 1 caso (caso n.º 2).

- Infarto pulmonar neonatal em 1 caso (caso 3).

- Infarto pulmonar pós-natal em 1 caso (caso 4).

- Lesões de dilatação brônquica secundárias a um corpo estranho vegetal em 1 caso (caso 5).
- Hemangiomatose pulmonar capilar em 1 caso (caso 6).

- Abcesso pulmonar em 4 casos (casos 7, 8, 9 e 10).

- Inflamação aguda e crónica do pulmão em 1 caso (caso N°11).

- Distensão alveolar sem lesões MAKP em 1 caso (caso 12).

- Uma lesão híbrida combinando MAKP tipo I, um quisto do intestino primário e sequestro pulmonar num caso (caso N°13).
- MAKP do lobo inferior esquerdo tratado por ressecção parcial em vez de lobectomia (caso 14).

CAPÍTULO IV
DISCUSSÃO

1. Definição

A MAKP ou "doença de Craig" é uma lesão hamartomatosa segmentar do pulmão. Resulta de uma paragem na maturação das vias de condução nos bronquíolos sem a formação de tecido alveolar. Foi descrita pela primeira vez em 1897 por Staerk [8, 9] e individualizada por Ch'in e Tang em 1949 [10, 11]. É definida como uma proliferação adenomatóide das estruturas respiratórias terminais, manifestada por quistos delimitados por epitélio cilíndrico ou cúbico [6, 12].

2. Aspeto macroscópico

O lóbulo afetado é alargado, denso e pesado. Tem uma consistência firme e uma superfície lisa e rosada. Na secção, as cavidades quísticas variam em número e tamanho [6, 13] (Fig. 59).

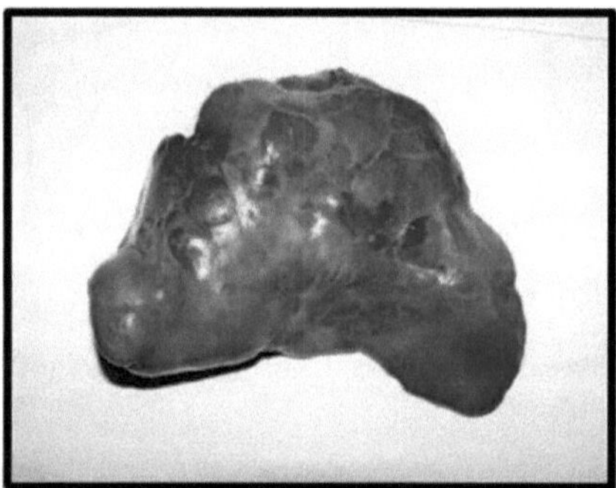

Figura 59. Aspeto macroscópico de uma peça de lobectomia para MAKP (lobo aumentado com múltiplos quistos).

Existem comunicações entre os quistos e entre estes quistos e o trato brônquico. Estas ligações podem formar sistemas de válvulas, permitindo a evacuação de líquido durante a vida aérea, com o desenvolvimento de quistos aéreos que são frequentemente cada vez mais volumosos [13]. A irrigação sanguínea é brônquica. Por vezes, é visível uma artéria sistémica volumosa. Esta pode desaparecer durante o último trimestre da gravidez [13, 14].

3. Aspeto histológico

Somente o estudo histológico confirma o diagnóstico e elimina outras malformações císticas pulmonares [6]. Em 1962, Kwitken e Reiner [6] descreveram critérios histológicos básicos para diferenciar MAKP de outros tipos de doença pulmonar cística congénita:

i. Aspeto adenomatóide das estruturas respiratórias terminais formando quistos comunicantes de tamanho variável cobertos por epitélio pseudo-estratificado cúbico e ciliado;
ii. Aspeto polipoide da mucosa com aumento focal do tecido elástico na parede do quisto, por baixo do epitélio brônquico;
iii.Ausência de cartilagem no parênquima quístico (exceto como componente normal de um brônquio adjacente, por vezes preso na lesão);
iv.Células mucosas agrupadas em porções da parede do quisto ou sob a forma de glândulas perto de estruturas pseudoalveolares;
v. Presença ocasional de alvéolos com revestimento mucinoso;

vi.Ausência de inflamação [6, 13].

Estas caraterísticas histológicas podem estar associadas a fenómenos inflamatórios atribuíveis a superinfecções [6].

4. Epidemiologia

4.1. Idade

Quase todos os casos de MAKP são diagnosticados durante os primeiros dois anos de vida. Casos esporádicos têm sido relatados na idade adulta [6, 13]. Na nossa série, a idade de diagnóstico das lesões pulmonares variou entre 23 dias e 4 anos.

4.2. Género

A MAKP afecta igualmente ambos os sexos [1, 15]. Na nossa série, houve um predomínio do sexo feminino, com 10 raparigas e 4 rapazes.

5. História

Não há relatos de predisposição racial ou genética, embora casos familiares tenham sido descritos [5, 6]. Na nossa série, não foi relatada história de malformação broncopulmonar.

6. Incidência

É difícil de determinar porque uma BPCM pode permanecer assintomática e não ser reconhecida. A MAKP é responsável por aproximadamente 25% das malformações broncopulmonares [4, 5, 6, 12] e a sua incidência é de 1 caso por cada 25.000 a 35.000 nascimentos [2, 12, 16]. O advento da ultrassonografia pré-natal possibilitou o diagnóstico precoce da MAKP, permitindo o tratamento neonatal [5, 6, 17, 18]. A MAKP é a malformação broncopulmonar mais frequentemente diagnosticada no período pré-natal [4, 5, 19].

7. Localização

A MAKP é frequentemente unilateral [2], afectando geralmente os lobos inferiores. Ambos os pulmões são afectados com a mesma frequência [20]. Foi registado o tropismo do pulmão direito [6]. Pode ocorrer extensão a vários lobos [12, 13] e o envolvimento bilateral é extremamente raro [6]. Na nossa série, o lado direito é o mais afetado.

8. Classificações

8.1. Classificação de Stocker [4, 5, 6, 12].

Baseia-se em aspectos macroscópicos, critérios histológicos e na presença ou ausência de malformações congénitas associadas [6]:

⧫ **Tipo I** (50%): Cistos múltiplos com mais de 2 cm de diâmetro ou um único cisto grande com pequenos cistos circundantes contendo ar e/ou líquido **(Fig. 60)**. Este tipo tem o melhor prognóstico.

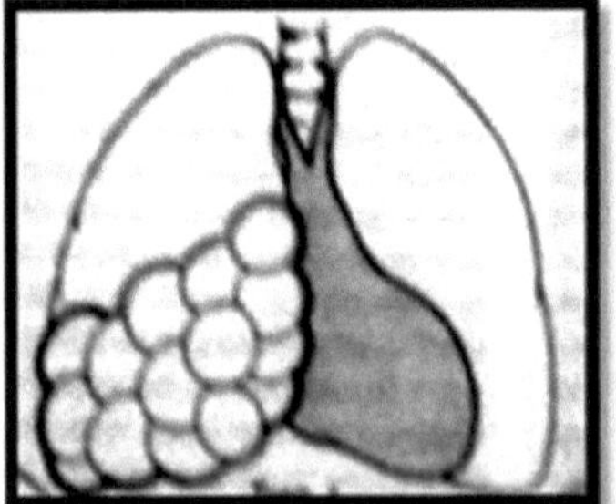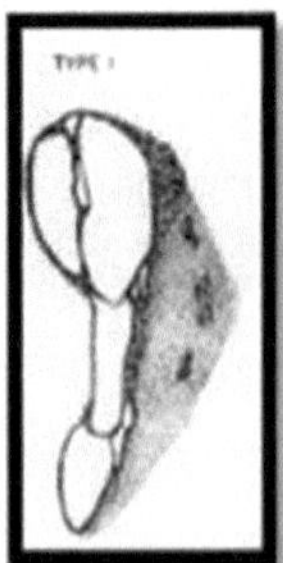

Figura 60: Aspeto de um MAKP Stocker tipo I.

⧫ **Tipo II** (40%): Quistos múltiplos com menos de 1 cm de dimensão **(Fig. 61)** associados em 70% dos casos a outras anomalias congénitas, nomeadamente urogenitais.

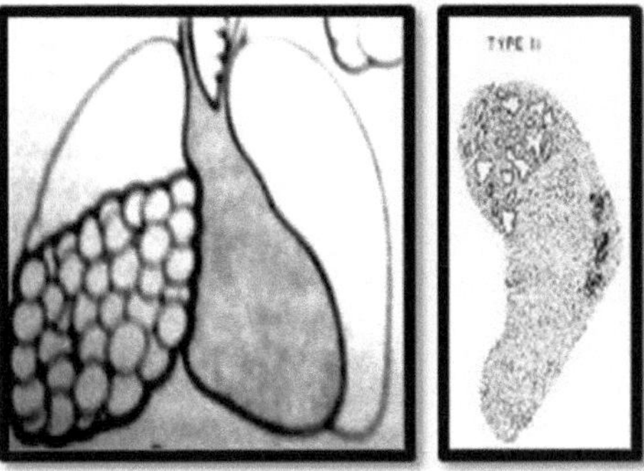

Figura 61. Aspeto de um MAKP Stocker tipo II.

⬥ **Tipo III** (10%): Pequenos quistos com menos de 0,5 cm de diâmetro que se apresentam como u m a massa sólida **(Fig. 62)**. Representa o pior prognóstico.

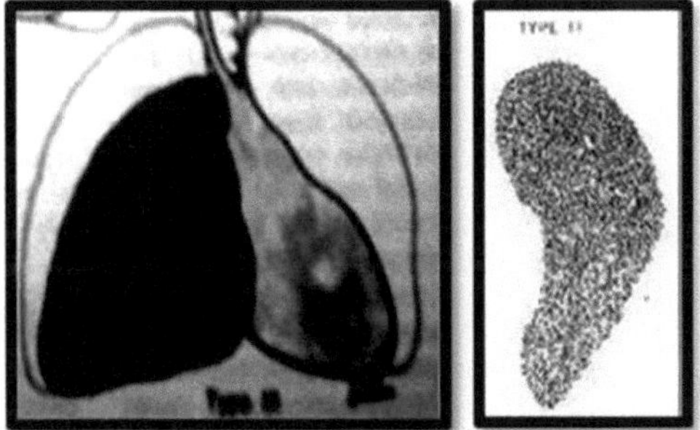

Figura 62. Aspeto de um MAKP Stocker tipo III.

No entanto, esta classificação é imperfeita porque é puramente histológica e não corresponde aos mecanismos fisiopatológicos identificados como sendo diferentes **[21]**. Além disso, foi estabelecida com base em dados pós-natais e parece cada vez menos adequada para descrever as lesões observadas no feto. Observam-se numerosos aspectos intermédios e os factores de prognóstico estão pouco relacionados com esta descrição sumária **[21]**. A classificação foi agora completada e o MAKP foi alargado à s malformações congénitas do trato pulmonar, divididas em 5 tipos histológicos de acordo com o tamanho dos quistos e a sua semelhança histológica com as estruturas brônquicas e aéreas (Tab. I) **[1, 12, 23]**.

Tabela I: Classificação das malformações congénitas do trato pulmonar **[12]**.

Tipo/ Topografia	Caraterísticas macroscópico	Caraterísticas microscópico	Idade no momento do diagnóstico, prognóstico	Frequência
0:traqueobrônquica	Envolvimento difuso dos cinco lobos	Quistos com menos de 0,5 cm de diâmetro, rodeados por epitélio ciliado pseudo-estratificado Navios afastados destas estruturas que fazem a impossibilidade de troca de gases	Morte à nascença	<2%
1: brônquios distais, bronquíolos proximais	Quistos grandes com 2 a 10 cm de diâmetro	Cistos revestidos por epitélio ciliado pseudo-estratificado Parede com músculo liso e tecido elástico Alvéolos adjacentes normais	Até à idade adulta	60 à 70%
2: bronquíolos	Vários quistos pequenos com 0,5 a 2 cm de diâmetro	Pequenos quistos revestidos por epitélio colunar ou cuboide ciliado, contendo por vezes tecido elástico e uma barreira fibrótica. muscular	Neonatal Mau prognóstico Acompanhado de outras malformações	10 à 15%
3: bronquíolos /alvéolos distais	Quistos mais pequenos do que 0,5, afectando frequentemente vários lóbulos Aspeto denso, semelhante a uma massa	Mistura de quistos e tecido sólido, proliferação adenomatóide de origem acinar Cistos revestidos por epitélio cuboide não ciliado	Neonatal Mau prognóstico	5 à 10%
4: acinar	Quistos grandes	Quistos grandes revestidos de pneumócitos I e II	Neonatal e infantil Associado a blastoma pleuropulmonar	10 à15%

8.2. Classificação de Adzick

Uma segunda classificação introduzida por Adzick é mais simples e sobretudo mais clínica, baseada em critérios anatómicos, ecográficos e de prognóstico. Ela descreve 2 tipos de PKA: macrocístico e microcístico **(Tab. II) [14, 23, 24, 25]**.

Tabela II: Classificação do MAKP de acordo com Adzick

Tipo	Aspeto do ultrassom	Prevalência
Macrocístico	Um ou mais quistos:? 5 mm de diâmetro, anecóicos em tecido mais ecogénico do que o pulmão saudável, de boa qualidade prognóstico	58%
Microcística	Quistos < 5 mm de tamanho, pseudossólidos, frequentemente associados a hidropisia, com um mau prognóstico	42%

9. Apresentação clínica pré-natal

A MAKP é mais frequentemente diagnosticada durante a ecografia no quinto mês de gravidez [2, 26, 27]. A aparência ecográfica destas malformações é cística, hiperecogénica ou mista [2, 16, 20]. A aparência hiperecogénica pré-natal não é preditiva do diagnóstico histológico e pode corresponder a todas as outras malformações pulmonares [2, 26]. Nos cuidados pré-natais, uma classificação ecográfica é usada para distinguir as formas microcísticas (53%) das formas macrocísticas (22%) ou mistas (25%) **(Fig. 63)** [16]. A ecografia pré-natal pode ser usada para avaliar se o envolvimento pulmonar é isolado ou não, para demonstrar a vascularização sistémica usando o Doppler, para procurar complicações, para estabelecer um prognóstico e para definir o seguimento de modo a otimizar a gestão peri-natal [2, 26]. Devem ser procuradas associações de lesões, nomeadamente com sequestro pulmonar extra-lobar e atresia brônquica, por exemplo, o que mais uma vez chama a atenção para a proximidade embrio-patológica destas lesões [23].

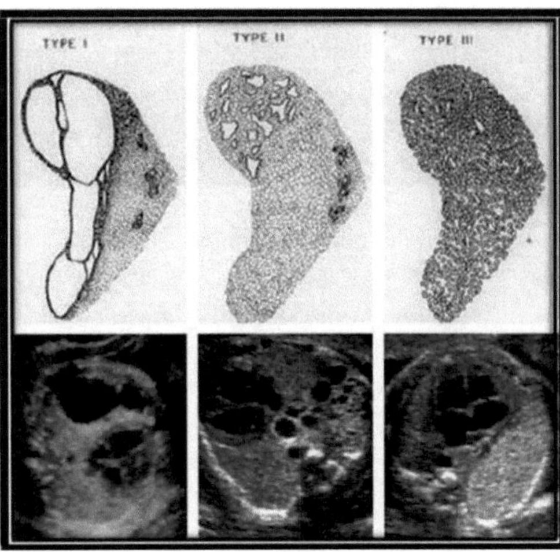

Figura 63. MAKP, correlação do aspeto histológico com o aspeto da ecografia pré-natal.

No modo Doppler, a vascularização da lesão é derivada da vascularização pulmonar, com espectros normais em geral, mas com um mapeamento heterogéneo sugestivo de uma lesão pulmonar displásica. A origem da vascularização de uma lesão intra-pulmonar hiperecogénica pode ser documentada em todos os casos. No mapeamento a cores ou de energia, uma diferença significativa na intensidade da vascularização da lesão em comparação com a do pulmão saudável é sugestiva de uma lesão em evolução **(Fig. 64) [23].**

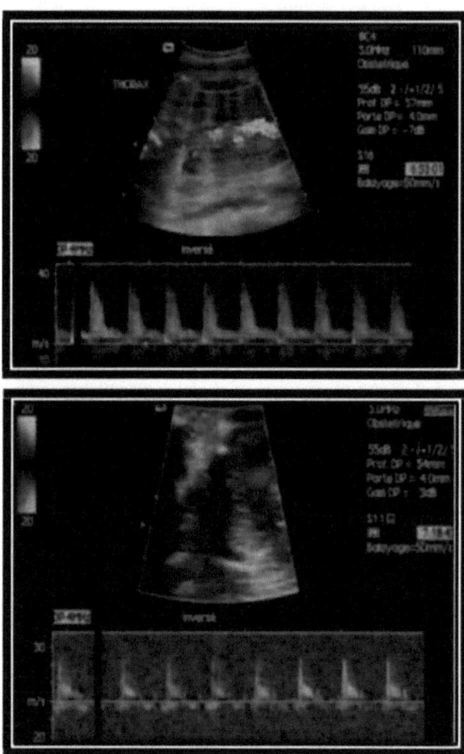

Figura 64. Registo de 2 tipos de espectros (tipo sistémico e tipo pulmonar) no interior da lesão de uma forma associada (MAKP e sequestro pulmonar).

A ressonância magnética (RM) fetal fornece poucas informações adicionais em comparação com a ecografia. As formas macrocísticas aparecem como uma massa lobulada heterogénea hiperintensa sem vasos de alimentação, enquanto as formas microcísticas aparecem como uma massa lobulada homogénea. O deslocamento do mediastino também é visível **[16]**. Na nossa série, nenhum caso beneficiou do diagnóstico pré-natal.

10. Circunstâncias da descoberta no período pós-natal

10.1. No período neonatal

Uma meta-análise mostra que 80% dos doentes são assintomáticos durante o período neonatal [2]. O seguimento dos doentes assintomáticos à nascença inclui uma radiografia de tórax padrão, efectuada antes da alta da maternidade. Esta pode parecer normal mesmo que exista uma lesão persistente. As tomografias computorizadas do tórax são geralmente efectuadas nos primeiros dois a três meses de vida em doentes assintomáticos [2]. Vinte por cento dos doentes são sintomáticos à nascença. A angústia respiratória neonatal é a complicação mais comum [2, 5, 20, 27]. Na ausência de tratamento cirúrgico, cerca de 3% dos doentes desenvolvem sintomas com uma idade média de sete meses. As infecções pulmonares são a complicação mais comum para além do período neonatal [2, 20]. Outras complicações incluem o pneumotórax e o hemotórax. Em casos raros, a MAKP pode permanecer assintomática e ser descoberta por acaso [6].

10.2. Mais tarde

A MAKP pode também ser diagnosticada em crianças ou mesmo em adultos na presença de tosse e infecções pulmonares recorrentes, que têm a particularidade de afetar sempre a mesma área [7, 20], com eventual formação de massas abcedadas por drenagem alveolar inadequada [6].

Na maioria dos doentes, suspeita-se de MAKP com base em critérios clínicos e imagens radiológicas [2, 6]. O doente apresenta uma tosse não produtiva persistente ou recorrente, com uma massa quística mono-lobar multi-locular, um nível hidroaéreo e sem anomalias vasculares. O quadro clínico é multifacetado, e o problema é estar sempre atento a ele em caso de infecções pulmonares recorrentes, a fim de garantir um tratamento adequado e evitar potenciais complicações infecciosas ou neoplásicas [6].

11. Aspectos radiológicos

11.1. Radiografia padrão

Para muitos autores, as radiografias de tórax frontal e lateral são os exames complementares de primeira linha suficientes para estabelecer o diagnóstico das malformações broncopulmonares [5, 15], tendo sido descritos falsos positivos e negativos. No período pós-natal, a radiografia do tórax pode mostrar uma opacidade mais ou menos homogénea que se torna gradualmente aerada, com o aparecimento de uma ou mais lesões quísticas de tamanho variável, dependendo do tipo histológico [1, 4, 7].

A MAKP pode ser responsável por um pulmão grande e hiperclaro se as paredes forem finas, imperceptíveis na radiologia padrão **(Fig. 65)**. Pode ser responsável por um efeito de massa nas estruturas adjacentes, nomeadamente pela deslocação do mediastino para o lado contralateral [1, 7]. Na nossa série, uma radiografia de tórax efectuada em todos os doentes sugeriu o diagnóstico de MAKP em 13 casos. Mostrou imagens císticas aeríticas em 2 casos, uma imagem cística clara em 4 casos, uma formação hidroaérea em 3 casos, uma opacidade aquosa em 3 casos e uma opacidade alveolar em 1 caso.

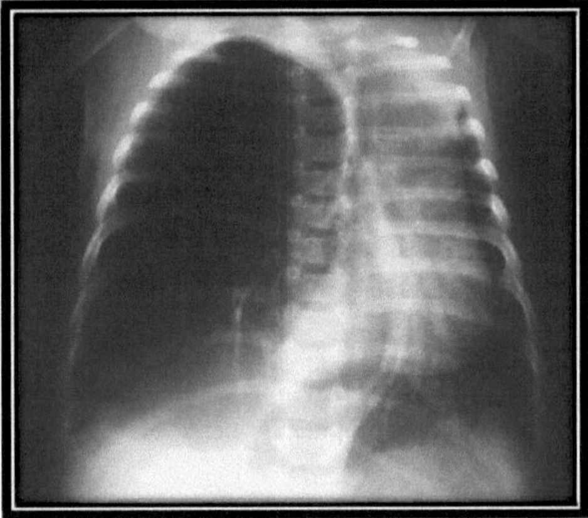

Figura 65. Radiografia frontal do tórax: pulmão direito sobredistendido, hiperclaro com desvio do mediastino para a esquerda em relação ao MAKP do lobo inferior direito.

11.2. Ecografia torácica e Doppler

A ultrassonografia torácica é de pouca utilidade no período pós-natal. Ela pode diferenciar entre a natureza líquida e sólida d e uma malformação broncopulmonar. Da mesma forma, pode excluir uma hérnia diafragmática ao demonstrar imagens digestivas no tórax [28]. Combinado com o Doppler a cores, pode apontar para sequestro pulmonar ao mostrar uma artéria aórtica aberrante a alimentar a malformação [4]. Na nossa série, a ecografia torácica com Doppler realizada em 3 casos não mostrou qualquer vaso sistémico a vascularizar a malformação.

11.3. Tomografia computorizada torácica

Este exame permite confirmar o diagnóstico suspeitado na radiografia de tórax, avaliar a extensão da lesão e as suas relações anatómicas com a árvore traqueobrônquica e vasos [1, 29], excluir diagnósticos diferenciais e discutir o tratamento, nomeadamente em termos de dimensão e impacto no parênquima saudável [2, 4, 5]. O aspeto radiológico depende do tipo de malformação e da existência ou não de complicações. Nas formas macrocísticas (tipos 1 e 2), as lesões s ã o estruturas císticas aéreas bem demarcadas, de paredes finas, com pelo menos uma lesão maior que 20 mm no tipo 1 e lesões de tamanho uniforme, medindo entre 5 e 20 mm no tipo 2 **(Fig. 66)** [1].

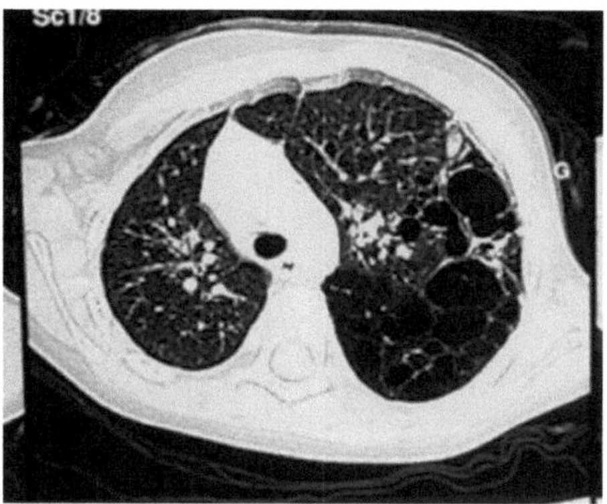

Figura 66. Tomografia computadorizada de tórax: MAKP tipo 2 do pulmão esquerdo.

No tipo 3, os microcistos são indistinguíveis e formam uma massa heterogénea de condensação com contornos mal definidos. O tipo 4, que geralmente aparece como grandes quistos, não pode s e r distinguido de uma forma quística de blastoma pleuropulmonar de grau I [1]. A vascularização arterial sistémica pode estar associada em 30% dos casos e deve ser sistematicamente procurada, particularmente nos doentes do tipo 2 [1, 2, 31]. A TC helicoidal e o angioscanner estão por isso indicados para realçar vasos com 1mm de diâmetro e para melhor avaliar o parênquima pulmonar e as anomalias da árvore brônquica [7, 30]. A presença de paredes espessadas, realçadas após injeção de contraste e/ou um nível hidroaéreo pode indicar infeção. O pneumotórax é uma complicação rara, mas potencialmente fatal [1, 4]. Na nossa série, foram efectuados exames de TC torácica em todos os doentes. O diagnóstico de MAKP foi suspeitado em 13 casos. A TC mostrou imagens de cistos aéreos em 4 casos, uma formação cística aeriforme em 4 casos, uma formação hidro-aeriforme em 4 casos e imagens de condensação parenquimatosa em 1 caso.

12. Outros exames

12.1. Ressonância magnética torácica

Tem pouco valor nesta patologia e só é utilizado em caso de dificuldades de diagnóstico. Analisa o conteúdo da malformação e especifica a sua extensão **(Fig. 67)** [4, 6].

12.2. Cintigrafia de perfusão e ventilação pulmonar

Delineia a extensão do território funcional em relação ao território patológico [32]. A cintigrafia de perfusão e ventilação pulmonar é particularmente útil para fazer um diagnóstico diferencial com enfisema lobar congénito [33].

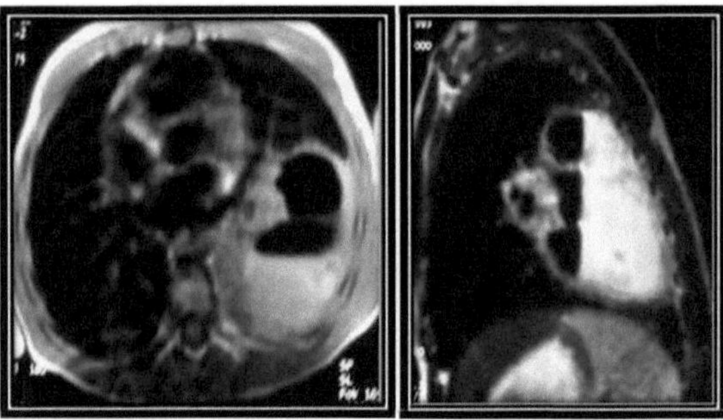

Figura 67. RM torácica: grande lesão cística multi-locular, lobar inferior esquerdo.

13. Problemas de diagnóstico

Surgem logo no diagnóstico pré-natal, tendo em vista o aspeto variável na ultrassonografia pré-natal. Os falsos negativos podem ser devidos à pequena dimensão da lesão ou a dificuldades técnicas inerentes à redução das janelas acústicas associadas à mineralização costal (sobretudo no terceiro trimestre) [20]. O diagnóstico diferencial radiológico pós-natal é o de hiper-claridade circunscrita [6].

13.1. Hérnia congénita das cúpulas diafragmáticas

É devida a um defeito no fechamento do ducto pleuroperitoneal que ocorre entre a 8ª e a 10ª semana de gestação [34, 35, 36]. A ultrassonografia antenatal pode mostrar imagens anecóicas intra-torácicas correspondentes a estruturas digestivas, ausência de tecido pulmonar do mesmo lado, desvio de estruturas mediastinais e ausência de integridade do diafragma. O hidrâmnio ocorre em metade dos casos [37]. Essa avaliação ultra-sonográfica inicial é complementada por dados de RM fetal, que podem ser usados para avaliar não apenas a morfologia, mas também o volume e um certo grau de funcionalidade dos pulmões [38]. A RM pode ser usada para diferenciar a MAKP da herniação congênita das cúpulas diafragmáticas, que pode ser difícil de ser detectada na ultrassonografia [28, 39]. O estudo do sinal permite uma melhor caraterização dos órgãos intra-torácicos, o que é particularmente interessante nos casos de hérnia diafragmática. Em T1, o fígado aparece em relativo hipersinal e o quadro colónico em franco hipersinal; em T2, o estômago e o intestino delgado aparecem em hipersinal (Fig. 68) [40].

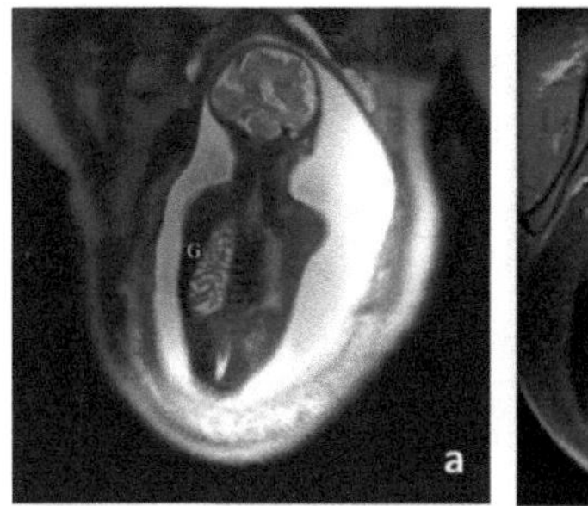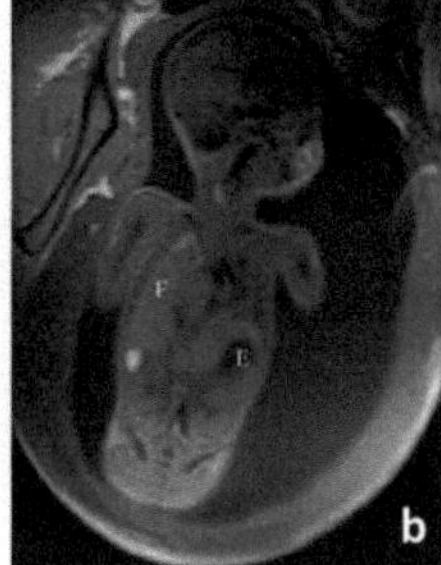

Figura 68. Hérnia diafragmática direita nas sequências ponderadas em T2 (a) e T1 (b).

Na fase pós-natal, o diagnóstico incorreto é comum devido à ausência de sintomas típicos. Existem dois quadros clínicos de gravidade muito diferente:

• Dificuldade respiratória precoce que ocorre imediatamente ou dentro de algumas horas após o nascimento. Quanto mais precoces forem os sintomas, maior é a displasia pulmonar e pior é o prognóstico.

• A apresentação tardia ocorre alguns dias ou meses após o nascimento e caracteriza-se por sinais respiratórios (dispneia, tosse, infecções broncopulmonares repetidas, etc.) ou sinais digestivos (vómitos, dor abdominal, síndrome oclusiva, etc.) [41, 42].

O diagnóstico baseia-se essencialmente n o exame cuidadoso da radiografia do tórax, que nunca deve ser excluída se for previamente normal.

O aspeto radiológico é polimorfo e depende do tipo anatómico da hérnia, e a imagem radiológica é variável devido à natureza intermitente da hérnia.

A radiografia do tórax pode mostrar:

• Uma opacidade heterogénea ou imagens hidroaéreas que ocupam uma metade do tórax com apagamento da cúpula diafragmática desse lado.

• Um desvio do mediastino para o lado contralateral **(Fig. 69)** [43].

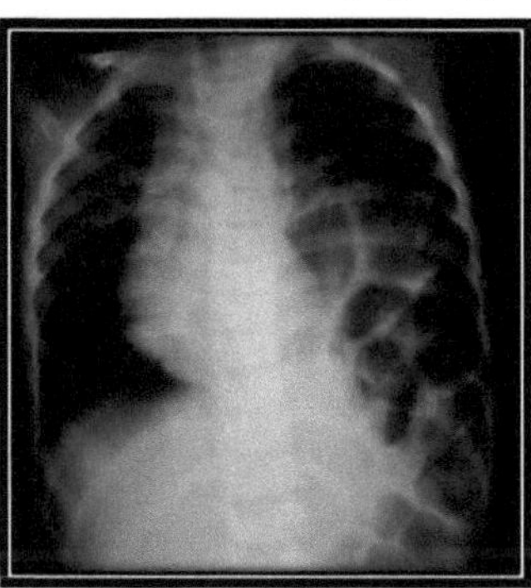

Figura 69: Radiografia frontal do tórax: lesões intra-torácicas do trato digestivo.

As opacificações superiores são solicitadas em primeiro lugar nos casos não urgentes, na presença de imagens hidroaéreas basi-torácicas, permitindo assim determinar a posição do estômago e das primeiras cavas **[42, 43]**.

A ecografia toraco-abdominal pode mostrar:

• Uma solução para a continuidade da cúpula.

• Tratos digestivos n o hemitórax, seguindo o seu curso a partir do abdómen.

• Imagens ecogénicas pertencentes ao baço ou ao lobo esquerdo do fígado.

Uma TAC multi-slice com reconstruções multiplanares permite um diagnóstico preciso das imagens torácicas e confirma a presença de um orifício herniado, a sua dimensão e a natureza dos órgãos herniados **(Fig. 70)**.

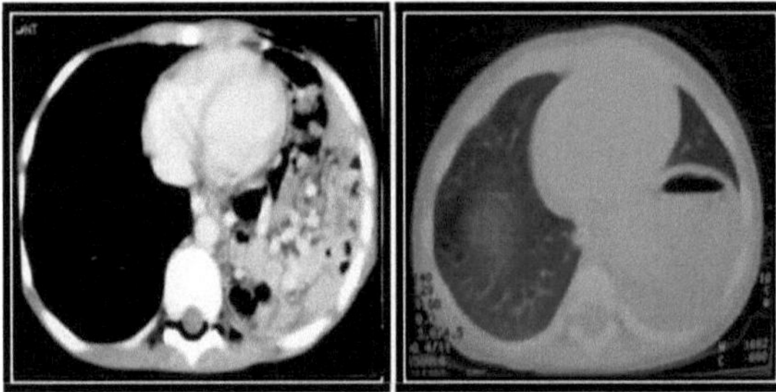

Figura 70. Tomografia computadorizada de tórax: estruturas digestivas na região intratorácica esquerda.

Por vezes, a RM pode ser efectuada para excluir outras malformações quando o aspeto radiológico padrão e a opacificação não são conclusivos **[43]**. O tratamento é cirúrgico e consiste no encerramento do defeito diafragmático **[44]**.

13.2. Pulmão de sequestro

É uma condição rara que representa 0,15 a 6,5% das malformações das artérias pulmonares **[4, 45]**. Define-se como uma área de tecido pulmonar não funcional, caracterizada por desconexão das estruturas brônquicas e vasculares e vascularização por uma ou mais artérias sistémicas com origem diretamente na aorta torácica ou abdominal, ou numa das suas colaterais **[45, 46]**. Existem dois tipos de sequestro pulmonar: intra e extra-lobar (Tab. III).

Tabela III. Sequestro pulmonar intra e extra-lobar.

Sequestro intra-lobar: 75%.	Sequestro extra-lobar: 25
Envelope pleural comum	Limpar o envelope pleural
Pedículo arterial sistémico	Pedículo arterial sistémico
Retorno venoso pulmonar	Retorno venoso sistémico

O diagnóstico pré-natal é possível através da ecografia fetal e da ressonância magnética. A ecografia com Doppler permite visualizar mais especificamente a imagem de uma artéria aberrante proveniente da aorta, mas também o próprio sequestro sob a forma de uma massa sólida ecogénica mais ou menos bem delimitada, por vezes com imagens quísticas **(Fig. 71)**. Na RM fetal, o seqüestro pulmonar aparece com hipersinal em T2 e com hipossinal em T1 **[39]**. Enquanto as sequestrações extra-lobares são na maioria das vezes assintomáticas, podendo por isso ser descobertas radiológica ou cirurgicamente, as sequestrações intra-lobares podem ser reveladas por episódios de hemoptise, dor torácica isolada, pleurisia, mas sobretudo por ocasião de infecções pulmonares recorrentes com febre **[45]**. No entanto, alguns casos de sequestro podem ser descobertos após hemotórax espontâneo ou insuficiência cardíaca devido a um shunt importante. O exame clínico é frequentemente normal, à exceção das complicações **[46]**.

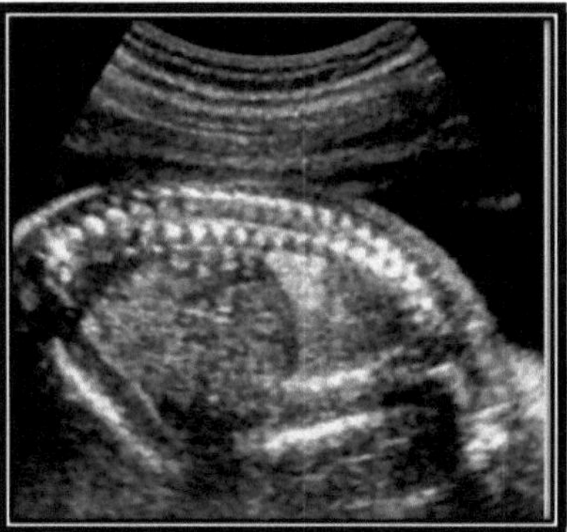

Figura 71. Ecografia pré-natal mostrando um aspeto muito sugestivo de sequestro sob a forma de uma imagem hiperecogénica triangular, basal esquerda, justa-diafragmática.

Não são raras as malformações associadas. Podem incluir hérnia diafragmática, MAKP, quisto broncogénico **[49]**, comunicação com o esófago e estômago, duplicação e divertículo digestivo, anomalias vertebrais, cardiovasculares ou genitourinárias **[45]**. O aspeto radiológico mais clássico é o de uma opacidade localizada mais frequentemente no segmento póstero-basal do lobo inferior. Em caso de infeção ou comunicação com as vias aéreas, o sequestro assume um aspeto policístico combinando áreas claras e densas e por vezes níveis

59

líquidos [45, 46, 48]. Deve ser discutida comoMAKP, enfisema lobar congénito ou quisto broncogénico [49, 50]. Esta radiografia pode ser normal em alguns casos de sequestro extra-lobar (Fig. 72) [46].

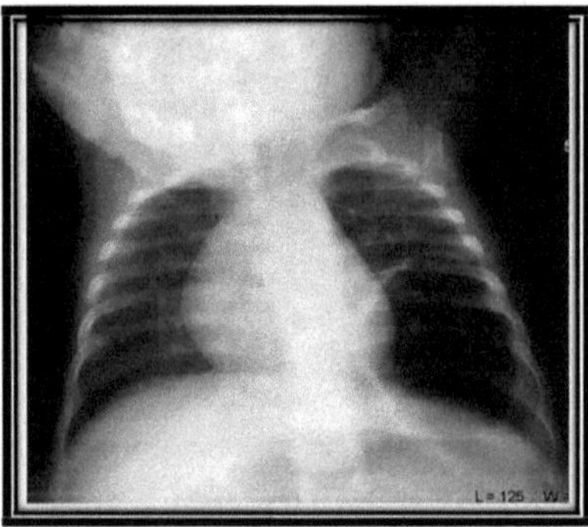

Figura 72. Radiografia frontal do tórax: imagem bolhosa da base esquerda rodeada por uma parede espessa.

A ecografia toracoabdominal pode ser usada para visualizar a massa e possivelmente identificar a artéria sistémica quando combinada com o Doppler. A TC torácica permite definir melhor a topografia da lesão e a sua natureza. A injeção de meio de contraste resulta em realce moderado e heterogéneo do sequestro e visualização da artéria sistémica em 70% dos casos **(Fig. 73) [45]**.

A RM, e em particular a angio-RM, é sem dúvida o método ideal para o diagnóstico de sequestros pulmonares. Permite visualizar a massa pulmonar, determinar a sua localização e a sua relação com as estruturas pulmonares, pleurais e hilares. A angiografia por RM mostra o retorno arterial e venoso sistémico e ajuda a esclarecer a sua relação com as câmaras cardíacas **[46, 48, 51]**.

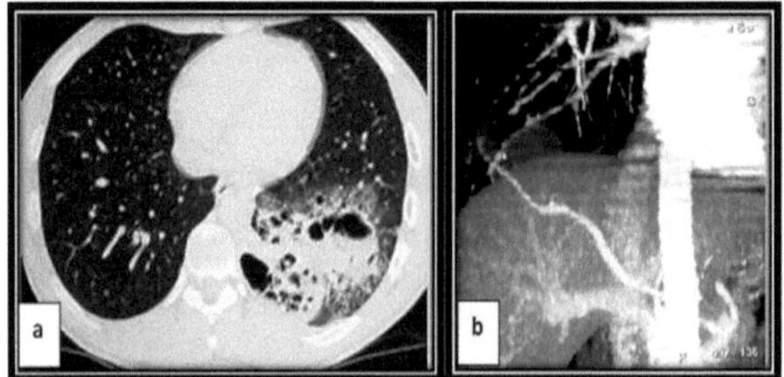

Figura 73. a: Tomografia computadorizada parenquimatosa mostrando sequestro cístico intra-lobar no lobo inferior esquerdo. **B:** Reconstrução mostrando uma artéria de pequeno calibre proveniente do tronco celíaco num doente com sequestro intra-lobar do lobo inferior direito. Também é visível a drenagem venosa para a veia pulmonar inferior.

O sequestro pulmonar é tratado cirurgicamente. Trata-se de lobectomia no caso de sequestro intra-lobar e cirurgia excisional no caso de sequestro extra-lobar com ligadura dos vasos sistémicos **[46, 52]**. As técnicas endovasculares são propostas para o tratamento do sequestro pulmonar, essencialmente em crianças com mau estado geral ou em doentes com insuficiência cardíaca. Esta técnica pode ser inadequada, devendo ser complementada por cirurgia **[51]**. O diagnóstico é confirmado histologicamente: o sequestro apresenta-se macroscopicamente como uma massa rosada ou amarelada, sem antracose e com limites nítidos com o segmento vizinho, normalmente aerado. O parênquima é frequentemente atelectásico ou distrófico **(Fig. 74) [53]**. Microscopicamente, o sequestro consiste em várias cavidades com uma estrutura brônquica ou uma parede de colagénio revestida por epitélio cilíndrico ou achatado. As artérias são elásticas. Podem ser observadas áreas de atelectasia ou displasia alveolar **(Fig. 75) [46, 51]**.

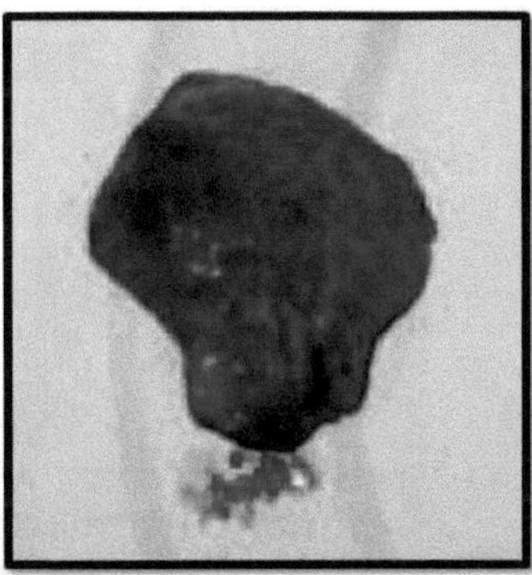

Figura 74. Peça cirúrgica de sequestro extra-lobar.

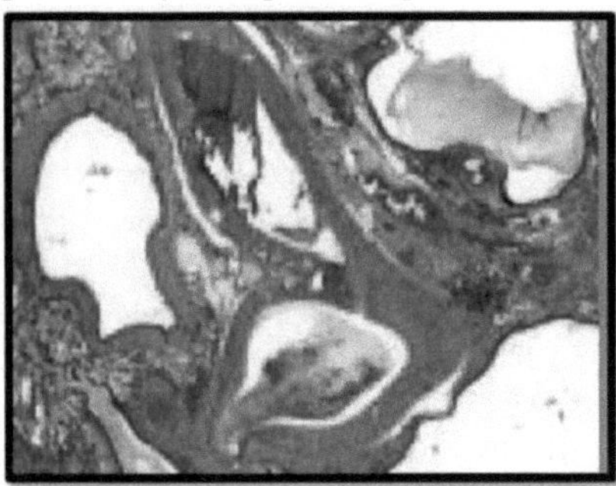

Figura 75. Aspeto histológico do sequestro pulmonar.

Na nossa série, apenas a observação n.º 13 representou um caso de sequestro extra-lobar descoberto per-operatoriamente e fazendo parte de uma malformação mista.

13.3. Enfisema lobar congénito

Trata-se de uma anomalia do desenvolvimento pulmonar caracterizada por uma distensão de um lóbulo pulmonar sem destruição do parênquima. A sua prevalência, inferior à da MAKP, é estimada em cerca de uma em cada 50.000 gravidezes. Afecta três vezes mais os rapazes do que as raparigas. O lobo superior esquerdo é o mais frequentemente afetado [4]. O enfisema lobar congénito raramente é descrito no período pré-natal porque os sinais ultra-sonográficos não específicos sugerem mais frequentemente MAKP [54, 55]. O seu diagnóstico pré-natal baseia-se na observação de um território pulmonar hiperecogénico com um desvio do mediastino (**Fig. 76**). Esta hiperecogenicidade pulmonar não é específica, tornando difícil o diagnóstico positivo [33].

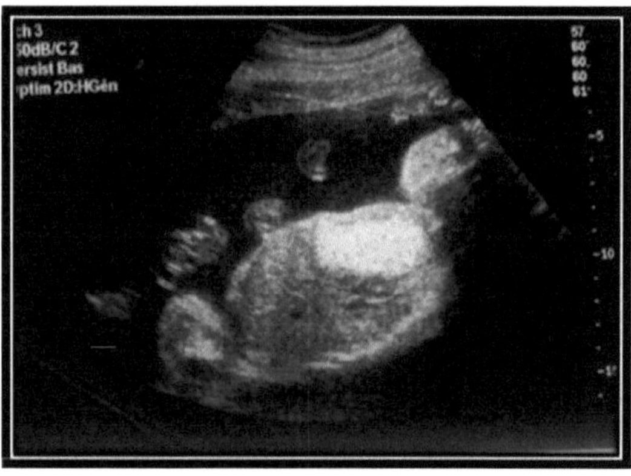

Figura 76. Ultrassonografia pré-natal: pulmão hiperecogênico e deslocamento do coração para trás.

A atenuação progressiva dos sinais ecográficos é comum, podendo mesmo desaparecer completamente no terceiro trimestre. A associação de imagens pulmonares císticas é rara. Este facto levanta o problema do diagnóstico diferencial entre enfisema pulmonar congénito e MAKP. Enquanto a topografia preferencial do enfisema pulmonar congénito é lobar superior e médio, a do MAKP é lobar inferior e médio. O MAKP é essencialmente lobar inferior. A RM fetal fornece uma boa avaliação volumétrica da lesão pulmonar e uma avaliação precisa do parênquima saudável, mas um diagnóstico diferencial raramente é possível [33]. As manifestações neonatais do enfisema lobar congénito (taquipneia, cianose, dificuldade respiratória) são variáveis e de início progressivo. A lesão é por vezes assintomática antes de se revelar várias semanas mais tarde, o que torna aconselhável a investigação sistemática pós-natal do enfisema lobar congénito, mesmo quando este é pequeno em volume [56].

As radiografias de tórax e as tomografias computorizadas realizadas no período pós-natal permitem frequentemente distinguir entre enfisema pulmonar congénito e MAKP. A radiografia do tórax mostra uma distensão lobar sob a forma de hiper-claridade com herniação trans-mediastínica e deslocamento do pulmão contralateral. Existem também sinais de distensão torácica. A TC é mais sensível do que a radiografia na demonstração da distensão e do pequeno aparecimento de estruturas vasculares esticadas e pequenas. Ajuda a localizar o enfisema, a procurar uma possível etiologia e a distinguir o enfisema de outras lesões. A TAC do enfisema mostra uma hiperclaridade associada a uma hérnia transmediastínica e um refluxo do mediastino para o lado contralateral **(Fig. 77) [57]**.

A cintigrafia de ventilação mostra uma diminuição da ventilação do lobo afetado, que assume a forma de uma lacuna na inspiração e um foco radioativo isolado na expiração. A cintigrafia de perfusão mostra um defeito de perfusão **[56, 57, 58]**. O tratamento consiste na lobectomia. A abstenção cirúrgica é possível em lesões assintomáticas ou pauci-sintomáticas. No entanto, devido ao risco d e infecções broncopulmonares recorrentes, alguns autores recomendam a lobectomia sistemática **[59, 60]**. Após o tratamento cirúrgico, a evolução é favorável, com crescimento do pulmão remanescente atingindo até 90% **[61]**. O diagnóstico de certeza pode ser feito pela histologia da peça operatória que revela as lesões de enfisema congénito **[33]**.

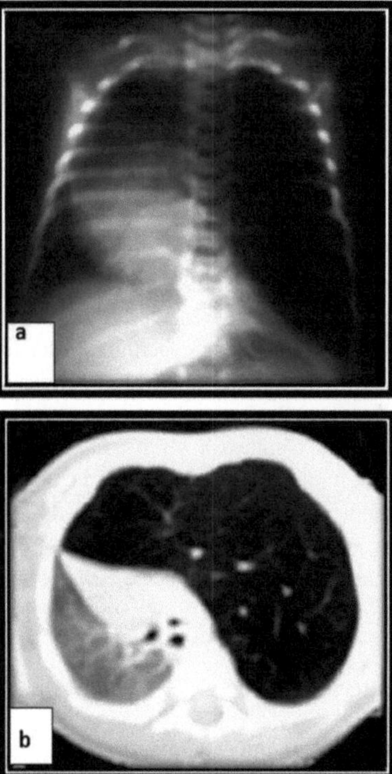

Figura 77. a: Radiografia de tórax: hiperclareza do pulmão esquerdo e desvio do mediastino contralateral. **B:** Tomografia computorizada do tórax: enfisema do lobo superior esquerdo.

13.4. Cisto broncogénico

Trata-se de um tumor congénito cístico benigno de origem brônquica que ocorre entre a 3^a e a 4ª semana de desenvolvimento embrionário. É definido pela sua parede composta por um epitélio respiratório mucociliado secretor de muco, que é a fonte do conteúdo líquido espesso, frequentemente associado a outras estruturas brônquicas como cartilagem ou glândulas respiratórias [62, 63].A maioria dos quistos broncogénicos (75 a 85%) localiza-se no mediastino ao longo da árvore traqueobrônquica (para-traqueal, subcarinal, hilar, para-esofágica ou raramente na própria parede do esófago) [64, 65], mas também podem ser encontrados no parênquima pulmonar. Os cistos intrapulmonares representam 15 a 25% dos casos e são mais freqüentemente encontrados nas regiões peri-hilares ou, raramente, no pulmão periférico, com predileção pelos lobos inferiores. Os quistos broncogénicos só comunicam com a árvore traqueobrônquica quando estão infectados [66]. Nos cuidados pré-natais, os quistos intraparenquimatosos podem constituir um problema de diagnóstico com a MAKP na RM. Corresponde a um quisto intraparenquimatoso, uni ou por vezes multilocular, homogéneo, bem delimitado e com sinal elevado na ponderação T2. A RM elimina uma formação sólida se o conteúdo for ecogénico. Pode ajudar a distingui-lo de um MAKP, no caso de aprisionamento de ar [39].

No período pós-natal, a apresentação clínica varia de acordo com o seu tamanho e localização: dificuldade respiratória no recém-nascido ou no lactente, dispneia com estridor, atelectasia, hemoptise, pneumonite de arrastamento, dor torácica [62, 63]. Existem também formas da doença que há muito são assintomáticas ou mesmo sem sintomas [62].

Na radiografia e na tomografia computorizada do tórax, o quisto apresenta-se como uma massa arredondada, bem definida, com conteúdo líquido. Pode ter uma parede fina, regular e bem definida, que é mais fácil de delinear com a injeção de contraste. Quando há comunicação entre o cisto e a árvore traqueobrônquica, produz-se um nível hidroaéreo [66]. A ressonância magnética é o exame de escolha, permitindo análise detalhada das paredes, conteúdo e ambiente imediato do cisto [62]. A remoção cirúrgica é o tratamento habitual dos quistos broncogénicos. Se a excisão for incompleta, recomenda-se a excisão da mucosa. No entanto, o diagnóstico de certeza continua a ser o exame anatomopatológico: os quistos broncogénicos são geralmente uniloculados. A parede do quisto é constituída por tecido conjuntivo fibroso que contém um ou mais componentes da árvore brônquica, tais como músculo liso, tecido elástico, cartilagem, glândulas brônquicas e ramos nervosos. Esta parede é revestida por epitélio colunar ciliado, ocasionalmente escamoso [62, 67].

13.5. Enfisema pulmonar intersticial

Trata-se de uma condição rara [68]. É uma complicação clássica da ventilação mecânica em recém-nascidos prematuros, ocorrendo mais frequentemente após o uso de altas pressões ventilatórias, particularmente em casos de doença da membrana hialina [69].

Algumas publicações relataram a ocorrência de enfisema intersticial pulmonar sem qualquer ventilação mecânica em recém-nascidos a termo [70, 71]. A fisiopatologia foi descrita pela primeira vez por Macklin em 1944 [72]. Este enfisema é caracterizado pela dissecção do interstício pulmonar pelo ar, resultando na rutura da membrana basal alveolar, que permite a passagem do ar. Isto pode ocorrer após a aspiração de corpos estranhos dos brônquios e bronquíolos em recém-nascidos [70, 72]. O resultado é um acúmulo de ar no interstício pulmonar.

É feita uma distinção entre:

- Enfisema intersticial agudo.

- Enfisema intersticial persistente localizado num lobo.

- Enfisema intersticial persistente que afecta todo o parênquima pulmonar

[73].

13.5.1. Enfisema intersticial agudo

A passagem de ar do interstício para os espaços adjacentes pode levar a pneumotórax, pneumomediastino ou pneumopericárdio. Está menos frequentemente associado à ventilação mecânica e pode ocorrer espontaneamente.

13.5.2. Enfisema intersticial persistente

O ar persiste no interstício [68].

13.5.3. Enfisema pulmonar persistente difuso

Está frequentemente associada a displasia broncopulmonar. O seu prognóstico é mau [68]. Suspeita-se do diagnóstico na tomografia computorizada torácica: o enfisema intersticial difuso aparece sob a forma de pequenos quistos que variam de 0,2 a 3 mm de diâmetro. 0,5 cm [74]. O tratamento de recém-nascidos com enfisema pulmonar persistente difuso depende da gravidade da dificuldade respiratória. O tratamento pode ser conservador ou mais agressivo, envolvendo pneumonectomia. A abordagem conservadora inclui medidas simples como o posicionamento em decúbito lateral e a obstrução ou intubação selectiva do lado do enfisema. A intervenção cirúrgica precoce deve ser realizada em recém-nascidos com doença progressiva, sendo as segmentectomias ou lobectomias do lobo mais afetado preferíveis às pneumonectomias. O enfisema intersticial persistente localizado é mais raro. Uma fibroscopia brônquica, quando possível, pode ser indicada para procurar um obstáculo (granuloma, broncomalácia, etc.) que pode ser curável [69].

O enfisema intersticial localizado aparece na radiografia do tórax como uma formação cística aerótica uni ou multilocular. Pode ser predominantemente unilateral, levando, nas formas graves, à deslocação das vias aéreas e à compressão do pulmão contralateral, que se torna atelectásico **(Fig. 78)**. A TC do tórax pode ser útil para a diferenciar de outras lesões císticas do ar no pulmão, como a MAKP ou o enfisema lobar congénito.

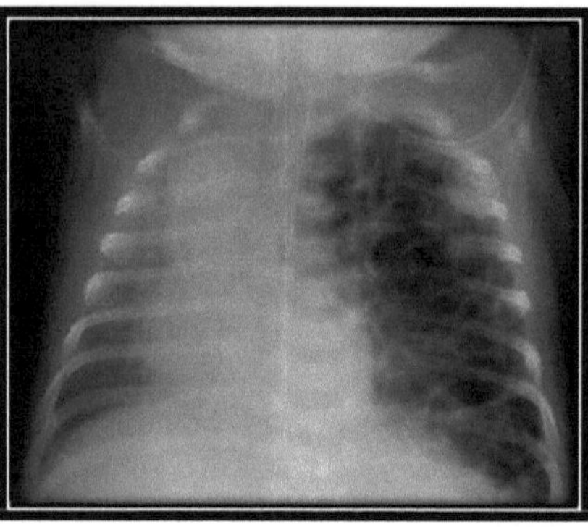

Figura 78. Radiografia frontal do tórax: múltiplos aeri císticos envolvendo o pulmão esquerdo.

As lesões de enfisema intersticial não respeitam a arquitetura pulmonar normal, que é dissecada pelos quistos, com envolvimento centrilobular e paraespinal. Os quistos estão separados por finas divisórias. É frequente haver um desvio dos elementos mediastínicos para o lado contralateral e uma hérnia trans-mediastínica **(Fig.79)**.

A favor do MAKP:

• A presença de lesões no período neonatal.

• Os quistos são maiores e de tamanho mais variável.

• A associação habitual com um componente nodular ou pseudo-tecido [68].

É essencial distinguir o enfisema intersticial de outras doenças císticas broncopulmonares porque o tratamento pode ser não operatório **[73]**.

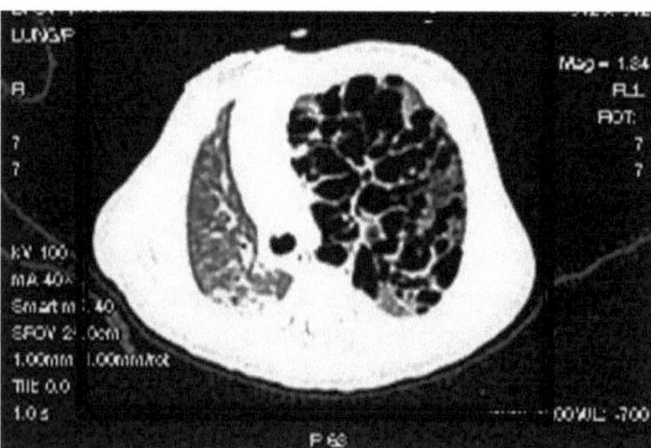

Figura 79. Tomografia computorizada do tórax: aspeto de enfisema intersticial localizado no pulmão esquerdo: múltiplos quistos de dimensões variáveis dissecando o tecido intersticial.

Foram recomendadas várias técnicas de gestão:

• Medidas simples: lavagens salinas com aspirações selectivas, posicionamento em decúbito lateral para o lado do enfisema.

• Por vezes, é sugerido um tratamento com corticosteróides durante alguns dias para aliviar a obstrução inflamatória local.

• Nos casos graves resistentes a estas medidas, pode recorrer-se à ventilação selectiva do pulmão contralateral, quer por intubação selectiva, quer por obstrução com um cateter balão no lado do enfisema.

A intubação selectiva é fácil à direita, mas tecnicamente difícil e delicada à esquerda, e pode ser mal tolerada.

A obstrução do lado enfisematoso é mais bem tolerada. Pode ser aliviada com intervalos regulares (a cada 2 a 4 horas) para permitir a aspiração. A   eficácia da obstrução selectiva parece estar intimamente ligada ao estado do parênquima pulmonar [69].

• A ventilação por oscilação de alta frequência (HFO) é uma alternativa que tem sido proposta para o enfisema intersticial [75].

• A ressecção do lobo afetado pode ser indicada se houver sinais de compressão pulmonar por quistos grandes, atelectasia, dificuldade respiratória persistente ou infecções recorrentes.

Em suma, o tratamento é essencialmente preventivo e o tratamento conservador deve continuar a ser a abordagem de eleição. O exame patológico revela múltiplas cavidades quísticas opticamente vazias de tamanho variável. Estas cavidades estão localizadas nos septos que separam os lóbulos. A parede do quisto é constituída por uma ou duas camadas de células. A mucosa contém tecido conjuntivo com células uninucleadas. A presença de células gigantes multinucleadas é patognomónica. A nossa revisão da literatura relatou 30 casos de enfisema intersticial pulmonar, 2 dos quais foram tratados como MAKP [75, 76]. Na nossa série, relatamos 1 caso de erro diagnóstico e terapêutico.

13.6. Bronquiectasia ou dilatação dos brônquios

Definem-se por uma dilatação permanente e irredutível dos brônquios associada a um comprometimento da sua função em áreas mais ou menos extensas [66].

Existem 2 tipos:

• Forma difusa: afecta ambos os pulmões em graus variáveis à medida que a doença progride. As condições envolvidas são deficiências imunitárias e de depuração mucociliar.

• Forma localizada: afecta um segmento ou um lobo. Neste caso, as lesões bronquiectásicas afectam frequentemente o lobo médio e a língula. Esta forma pode seguir-se a uma obstrução brônquica por estenose ou por um corpo estranho, como no nosso caso N°5 (corpo estranho vegetal) [77].

Há muitas circunstâncias em que pode ser descoberta, e os primeiros sintomas aparecem, na maioria dos casos, na idade pré-escolar [78].

A radiografia e a tomografia computorizada do tórax são os principais exames de diagnóstico, realizados de preferência após uma preparação com antibioterapia prolongada e fisioterapia respiratória. Na TAC, as bronquiectasias caracterizam-se por um aumento do diâmetro interno dos brônquios em relação à artéria satélite (aumento da relação bronco-arterial), pela ausência de estreitamento do lúmen brônquico em direção à periferia e pela visualização dos brônquios a menos de 1 cm da pleura costal. Estes sinais estão frequentemente associados a um espessamento parietal dos brônquios. As bronquiectasias quísticas aparecem mais frequentemente c o m o aglomerados de espaços arejados, de distribuição heterogénea, adjacentes às artérias pulmonares correspondentes, que podem conter níveis hidroaéreos relacionados com a acumulação de secreções nas suas porções declinais. Suas paredes podem ser finas ou espessas, com espessamento indicando inflamação [79]. Bronquiectasias podem ser difíceis de diagnosticar com MAKP quando há hiperclaridade parenquimatosa periférica associada a aprisionamento aéreo. A cintigrafia de perfusão pulmonar é de fácil execução e alta sensibilidade, e seu estudo funcional fornece informações essenciais para complementar os resultados da tomografia computadorizada. A combinação da cintigrafia de perfusão pulmonar com a tomografia computorizada realça a extensão das lesões e ajuda a determinar a escolha entre tratamento médico e cirurgia. A utilização da tomografia computorizada de emissão de fotão único associada à TC facilitaria a gestão destes doentes, com poupanças em termos de custos, dosimetria e proteção contra a radiação [80]. O tratamento das bronquiectasias baseia-se na antibioticoterapia em caso de exacerbação nas formas difusas, sendo indicada a remoção cirúrgica nos casos seguintes, sintomáticos e localizados. A fisioterapia respiratória está sempre indicada [81]. No exame anatomopatológico, o espaço aéreo representa os brônquios dilatados. A parede brônquica é o local de um infiltrado inflamatório e edema durante as fases de exacerbação. Nas formas crónicas, as glândulas brônquicas podem estar hiperplásicas e a parede brônquica está espessada e substituída por tecido de granulação e proliferação fibroblástica. O epitélio colunar ciliado é frequentemente substituído por epitélio escamoso metaplásico [66].

13.7. Quistos de enfarte pulmonar pré e pós-natal

Esta entidade foi descrita pela primeira vez por Stocker, em 1987 [82]. Alguns autores sugerem que a oclusão da artéria pulmonar principal pode ser responsável pela formação dos cistos pulmonares [83]. Pode ocorrer antes ou após o nascimento, observando-se necrose isquémica do parênquima pulmonar dentro de uma zona hemorrágica. Posteriormente, desenvolve-se fibrose, transformando o enfarte em cicatriz. A localização do quisto é periférica, sub pleural, frequentemente à direita, como em 2 dos 3 casos da nossa série. A forma pós-natal ocorre frequentemente em crianças mais velhas e adultos jovens. O início pré-natal explica os casos observados em recém-nascidos [83]. A associação com doenças cardíacas, como persistência do canal arterial e defeito do septo atrial, tem sido relatada. As radiografias e tomografias computadorizadas de tórax revelam uma imagem cística aerótica, freqüentemente unilocular. Os quistos pós-infarto pulmonar podem ser complicados por pneumotórax em crianças mais velhas. Histologicamente, existe uma formação quística subpleural dentro de material necrótico, com uma parede espessada, esparsamente celular, desprovida de revestimento epitelial. A presença de lamelas de queratina indica envolvimento pré-natal. O tecido pulmonar em torno da lesão pode conter artérias trombosadas. Nossa revisão da literatura identificou apenas 5 casos de cistos pós-infarto pulmonar em crianças [82, 83, 84]. Nossa série relata 3 casos de infarto pulmonar, sendo 1 deles pré-natal.

13.8. Hemangiomatose capilar pulmonar

Trata-se de uma condição rara, caracterizada por proliferação capilar difusa ou localizada que pode infiltrar estruturas vasculares, brônquicas e intersticiais, podendo ser responsável por hipertensão pulmonar pré-capilar **[85, 86, 87, 88]**. Foi descrita pela primeira vez por Wagenvoort em 1978 **[88]**. Poucos dados estão disponíveis de pacientes com hemangiomatose pulmonar capilar confirmada histologicamente. Almogro et al **[89]** reuniram dados de 35 casos d e hemangiomatose capilar pulmonar na literatura **[86, 89]**. Uma teoria proposta é que a adaptação à hipóxia causa alterações vasculares e angioproliferação. Folkman e Klagsbrun [citado por 88] descreveram um grupo de doenças angiogénicas (retinopatias, hemangiomas infantis, angiofibomas, psoríase) caracterizadas por uma proliferação de capilares normais atribuída, para vários autores, a um fator sensível à hipóxia, o Vascular Endothelial Growth Fator (VEGF). Outros autores consideram a doença como uma lesão hamartomatosa ou um tumor vascular de baixo grau [88]. Foram descritas formas familiares com transmissão autossómica recessiva [88]. A hemangiomatose capilar pulmonar é mais frequentemente descoberta na idade adulta, excecionalmente na infância após os 6 anos de idade, na presença de sinais secundários de hipertensão arterial pulmonar (dispneia, hemoptise e insuficiência cardíaca direita). É excecional em recém-nascidos e lactentes e deve ser suspeitada na presença de dificuldade respiratória neonatal associada a hipertensão pulmonar, cardiomegalia e hipertrofia bi-ventricular [88, 90]. A associação com cardiomiopatia dilatada e agenesia renal e vesical tem sido relatada [88]. Na literatura, existem 3 casos pediátricos de hemangiomatose pulmonar capilar, incluindo 2 neonatos e 1 criança de 11 meses [88, 90]. O caso da nossa série tinha 3 meses de idade. Os testes biológicos são de pouca utilidade, tendo sido reportada trombocitopenia associada [91]. A radiografia de tórax mostra opacidades reticulo-nodulares mal definidas, sem especificidade [92]. O ultrassom com Doppler cardíaco é útil para estudar o impacto da hipertensão arterial pulmonar nas câmaras cardíacas [93]. A TC de tórax pode mostrar linhas de Kerley B ou derrames pleurais quando ocorre edema pulmonar. Para além desta situação caraterística, pode mostrar opacidades centro-lobulares em vidro despolido, linhas septais e adenopatias mediastínicas [94]. Biópsias pulmonares toracoscópicas são de grande valia [93]. A doença evolui para hipertensão pulmonar progressiva e insuficiência cardíaca direita, com a morte ocorrendo nos primeiros cinco anos após o diagnóstico. A sobrevida mediana é de 3 anos a partir do início do quadro clínico [86]. O diagnóstico diferencial é com hipertensão pulmonar primária, doença veno-oclusiva e fibrose pulmonar intersticial difusa [88,90]. Poucos dados estão disponíveis sobre a resposta a tratamentos específicos para hipertensão arterial pulmonar. Alguns pacientes foram tratados com prostaciclina. Não há dados disponíveis sobre outras classes terapêuticas, particularmente aquelas disponíveis por via oral. Dado o mau prognóstico da hemangiomatose capilar pulmonar e a ausência de tratamento eficaz, o transplante pulmonar continua a ser o tratamento de eleição [86, 88]. O diagnóstico é confirmado pela histologia, que revela uma proliferação uniforme de pequenos capilares. Estes formam aglomerados que se projetam nos lúmens das veias e vasos linfáticos. A proliferação capilar pode estender-se ao músculo liso bronquiolar. As mitoses são raras. Estão associadas a hipertrofia da camada muscular das arteríolas e veias pulmonares, proliferação intimal arteriovenosa e fibrose intersticial focal. A oclusão venosa é considerada reativa. Em nossa revisão da literatura não encontramos nenhum caso de hemangiomatose capilar pulmonar tratada como MAKP.

13.9. Abcessos e lesões inflamatórias agudas e crónicas do pulmão

O abcesso pulmonar é definido como um processo purulento, necrótico e localizado, geralmente com mais de 2 cm de diâmetro [66]. Os abcessos localizam-se tipicamente nas regiões declinais dos pulmões, nos lobos inferiores e nos segmentos posteriores dos lobos superiores. Os sintomas são inespecíficos e incluem uma tosse produtiva particularmente fétida, febre e arrepios, perda de peso, dor torácica, hemoptise e dispneia. A radiografia do tórax pode mostrar um quisto com uma parede espessada e irregular e contornos pouco nítidos. A presença d e um nível de líquido aerado indica que ocorreu evacuação [66]. Na TAC torácica, o abcesso aparece como uma cavidade hipodensa. A injeção intravenosa de meio de contraste iodado demarca mais claramente o centro hipodenso do anel periférico elevado. Se o abcesso comunicar com a árvore brônquica, forma-se uma coleção aerada. Estas cavidades são geralmente de paredes espessas, mas com menos de 5 mm, com contornos internos anfractuosos. Podem conter vários níveis hidroaéreos. Histologicamente, na fase aguda, o material necrótico contém numerosos neutrófilos. Mais tarde, o tecido de granulação é substituído por tecido colagénico, formando uma cápsula fibrosa densa [3, 66]. A infeção por MAKP pode ocorrer logo nos primeiros dias de vida e coloca problemas de diagnóstico difíceis com o abcesso pulmonar [20]. Dos 10% de MAKP diagnosticados após 1 ano de idade, a maioria é devida a infecções pulmonares recorrentes. A imagem radiológica pode então assumir um aspeto cavitário com um nível hidroaéreo, o que pode apontar para um abcesso pulmonar primário. O diagnóstico é feito com base no carácter multicístico da lesão ou na histologia. Numa fase tardia, quando os fenómenos inflamatórios se tornam significativos, levam à destruição da estrutura cística adenomatóide, tornando o diagnóstico histológico difícil ou mesmo impossível [20, 95, 96, 97].

13.10. Outros problemas diagnóstico

13.10.1. Atresia brônquica

Apresenta um diagnóstico diferencial com MAKP tipo 3, em que os quistos não são visíveis no exame anatomopatológico. A RMN é utilizada p a r a excluir o diagnóstico de MAKP [98].

13.10.2. **Cisto neuroentérico**

Trata-se de uma anomalia rara que corresponde a um quisto digestivo vestigial localizado no mediastino posterior, com lateralização preferencial à direita [99].

A ecoestrutura é hipoecogénica ou francamente anecogénica [100].

13.10.3. **Pleuropneumoblastoma grau I**

Apresenta um diagnóstico diferencial com a MAKP tipo 4. A distinção é muitas vezes difícil porque as caraterísticas clínicas, radiológicas e macroscópicas são idênticas [101].

13.10.4. **Pneumatocele**

Trata-se de uma lesão de ar no parênquima pulmonar. Podem estar envolvidos dois mecanismos. Ou se trata de uma lesão sem parede própria desenvolvida na sequência imediata do traumatismo devido a uma laceração do parênquima pulmonar, caso em que se trata de uma laceração parenquimatosa, ou de uma cavidade sequelada à distância do traumatismo na sequência de uma hematocele que se desenvolveu e foi drenada [3].

14. Malformações híbridas

A associação de malformações broncopulmonares é frequente, como mostra a clássica associação de uma DPA e sequestro pulmonar. A associação de 3 tipos de malformações (cisto broncogénico, doença adenomatóide cística e sequestro pulmonar) também foi descrita [25]. A hipótese de uma única anomalia broncovascular na origem destas anomalias, proposta por Clements e Warner, parece atraente [102]. A causa seria uma lesão na extremidade da árvore brônquica, cuja etiologia é variável, sob a forma de traumatismo localizado, isquémia ou infeção. Para além disso, não é apenas a natureza do ataque, mas sobretudo a data de início e a gravidade que vão determinar o aspeto morfológico da lesão [25]. O espetro de malformações descrito por Achiron et al [103] tende, por conseguinte, a variar entre um pulmão normal vascularizado por vasos normais ou não normais e um pulmão anormal, ou seja, um pulmão displásico vascularizado por vasos normais ou não normais.

15. Como se pode evitar a ressecção pulmonar desnecessária?

Consideramos que a literatura sobre este tema é escassa e os autores não parecem falar sobre a sua "série de insucessos" ou "erros diagnósticos e terapêuticos" no PAMC. Nenhum dos autores parece sugerir uma estratégia para evitar a ressecção pulmonar desnecessária. O polimorfismo clínico e radiológico do MAKP leva a dificuldades de diagnóstico com diferentes entidades.

Perante uma formação quística unilocular num lobo, o problema é reunir os argumentos a favor da MAKP. A abordagem diagnóstica e terapêutica baseia-se na colaboração multidisciplinar entre neonatologistas, pediatras, cirurgiões pediátricos, radiologistas e patologistas experientes:

▶ Consideramos que a terapêutica antibiótica deve ser mantida durante mais tempo do que o habitual e que o desaparecimento das imagens radiológicas pode apontar para o diagnóstico de abcesso pulmonar. Noutros casos, a recorrência do aspeto radiológico na TAC torácica tenderá a consolidar o diagnóstico de MAKP superinfectada.

▶ Não insistimos o suficiente na discussão com os radiologistas, que estarão interessados no número de quistos, na parede, na presença de um vaso sistémico, etc. Não devemos hesitar em reconsiderar um diagnóstico estabelecido sempre que a evolução o exija. Qualquer confronto só pode ser benéfico.

▶ A exploração intra-operatória deve ser meticulosa; é importante procurar certos elementos como um vaso sistémico que possa ter passado despercebido à radiologia, a presença de cartilagem, etc.

▶ Um exame anatomopatológico extemporâneo não parece ser útil.

▶ A peça cirúrgica deve ser enviada fresca e discutida com os patologistas.

CONCLUSÃO

A MAKP é uma malformação rara, mais frequentemente descoberta no útero. Dado o seu polimorfismo clínico e radiológico, coloca dificuldades diagnósticas com várias entidades. O diagnóstico diferencial envolve outras malformações broncopulmonares e certas doenças adquiridas. A abordagem diagnóstica e terapêutica da MAKP baseia-se na colaboração multidisciplinar: o diagnóstico baseia-se nos achados clínicos e radiológicos e requer confirmação histológica. Alguns problemas de diagnóstico requerem uma discussão com patologistas experientes para evitar uma ressecção pulmonar desnecessária.

REFERÊNCIAS

[1] **Duvergé A. Hadchouel, Lezmi G., De Blic J., Delacourt C.** Congenital lung malformations: natural history and pathogenetic hypotheses. Rev Mal Respir. **2012,** 29: 601-611.

[2] **Lezmi G., Hadchouel A., Khen-Dunlop N., Vibhushan S., Benachi A., Delacourt C.** Malformações adenomatóides císticas do pulmão: diagnóstico, tratamento, hipóteses fisiopatológicas. Rev Pneumol Clin. **2013,** 69: 190-197.

[3] **Khalil S., Aoun N., Nedelcu C., El Rai S., Moubarak E. et al.** Cistos e cavidades do pulmão: descrição semiológica e abordagem etiológica. J Radiol. **2010,** 91: 465-473.

[4] **Bousetta K., Aloui-Kasbi N., Fitouri Z., Sammoud A., Becher S.B. et al.** Congenital lung malformations: contribution of imaging. J Pediatr Pueric. **2004,** 17: 370-379.

[5] **Margi M., Kaddouri N., Abdelhak M., Barahioui M., Benhmamouch M.** Cystic adenomatoid malformations of the lung: retrospective study of 12 observations. Rev Pneumol Clin. 2009; 65: 143-146.

[6] **Kaddour A., Chaabouni S., Meraï S., Ben Mrad S., Djilani H. et al.** Malformação adenomatóide cística congénita do pulmão. Três casos de início tardio. Rev Mal Respir. **2008,** 25: 338-343.

[7] **Khemiri M., Khaldi F., Hamzaoui A., Chaouachi B., Hamzaoui M. et al.** Malformações císticas pulmonares: polimorfismo clínico e radiológico. Cerca de 30 observações. Rev Pneumol Clin. **2009,** 65: 333-340.

[8] **Plit M.L., Blott J.A., Lakis N., Murray J.** Clinical, radiographic and lung function features of diffuse congenital cystic adenomatoid malformation of the lung in adult. Eur Respir J. **1997,** 10: 1680-1682.

[9] **Cloutier M.M., Schaeffer D.A., Hoght D.** Malformação congénita da doença quística adenomatóide. Chest. **1993,** 103: 761-764.

[10] **Giorgio A.D., AlMansour M., Cardini C.L.** Malformação adenomatóide cística congénita do pulmão que se apresenta como piopneumotórax numa mulher de dezoito anos. J Thorac Cardiovasc Surg. **2001,** 122: 1034-6.

[11] **Ribet M., Pruvot F.R., Dubos J.P., Remy J., Sault M.C. et al.** Congenital cystic adenomatoid malformation of the lung. Eur J Cardio-thorac Surg. **1990,** 4: 403- 405.

[12] **Métivier A.C., Denoux Y., Tcherakian C., Puyo P., Rivaud É. et al.** Adult cystic adenomatoid pulmonary malformation: a poorly understood pathology. Rev Pneumol Clin. **2011,** 67: 275-280.

[13] **Aichaouia C., Farah S., Dabboussi S., Moatamri Z., M'hamdi S., et al.** Libertação de balão revelando malformação adenomatóide quística congénita do pulmão. Rev Pneumol Clin. **2012,** 68: 261-265.

[14] **Vaast P., Debarge V., Dubos J.P., Bonnevalle M., Storme L. et al.** Les malformations pulmonaires: du foetus à l'adulte, quelle prise en charge? Diagnóstico e prognóstico nos

cuidados pré-natais. Arch Pediatr. **2004,** 11: 518-519.

[15]   **Douira W., Sadfi A., Louati H., Mormech J., Ben Hassine L. et al.** Contribuição da tomografia computorizada no diagnóstico de lesões quísticas pulmonares em crianças. J Radiol. **2008,** 89: 1621-1622.

[16]   **Hourrier S., Salomon L.J., Bault J.P., Dumez Y., Ville Y.** Congenital lung malformations: antenatal diagnosis and management. Rev Mal Respir. **2011,** 28: 1017-1024.

[17]   **Rittié J.L., Morelle K., Micheau P., Rancé F., Brémont F.** Medium- and long-term outcome of pulmonary malformations in children. Arch Pediatr. **2004,** 11: 520- 521.

[18]   **Colombani M., Rubesova E., Potier A., Quarello E., Barth R.A. et al.** Management of fetal mediastinal deviation: a practical approach. J Radiol. **2011,** 92: 118-124.

[19]   **Fourati H., Bougamra M., Ben Mansour L., Ketata H., Issa K. et al.**

Malformações broncopulmonares   em crianças. **2014.**

http://pe.sfrnet.org/Data/ModuleConsultationPoster/pdf/2011/1/e98a71c2-1ac9- 43a9- adc0-c421dea4cb2d.pdf.

[20] **Kieffefl F., Ferrir A., Magny J.F., Coatantiec Y., Revillon Y. et al.** Malformação adenomatóide cística do pulmão revelada num recém-nascido por uma imagem de abcesso pulmonar. Arch Pediatr. **1996,** 3: 470-472.

[21]   **Hadchouel Duvergé A., Lezmi G., De Blic J., Delacourt C.** Congenital lung malformations: natural history and pathogenic hypotheses. Rev Mal Respir. **2012,** 29: 601-611.

[22]   **Wright C.** Malformações congénitas do pulmão. Cur Diagn Pathol. **2006,** 12: 191-201.

[23] **Pasquali R., Potier A., Gorincour G.** Fetal lung imaging. Gynecol Obstet Fert. **2008,** 36: 587-602.

[24] **Chahed J., Mekki M., Ksia A., Kechiche N., Hidouri S. et al.** Gestão das lesões digestivas associadas à epidermólise bolhosa congénita. Afr. J. Paediatr. Surg. **2015,** 12(4): 221-226.

[25] **Daudruy M., Eurin D., Ickowicz V., Liard A., Verspyck E. et al.** Contribuição da ecografia com Doppler a cores e pulsado nas malformações pulmonares fetais. J Radiol. **2007,** 88: 269-276.

[26] **Salles M., Deschildre A., Bonnel C., Dubos J.P., Bonnevalle M. et al.** Diagnóstico e tratamento das malformações broncopulmonares congénitas: análise de 32 observações. Arch Pediatr. **2005,** 12: 1703-1708.

[27] **Khen N., Révillon Y.** Malformações congénitas do pulmão: quando operar? Rev Mal Respir. **2011,** 23: 1-9.

[28] **Dunlop N., Sarnacki S., Révillon Y.** Quando é que as malformações pulmonares congénitas devem ser operadas? Rev Pneumol Clin. **2011,** 68: 101-109.

[29] **Lejeune C., Deschildre A., Thumerelle C., Cremer R., Jaillart S. et al.** Pneumotórax revelando malformação cística adenomatóide do pulmão numa criança de 13 anos. Arch

Pediatr. **1999**, 6: 863-866.

[30] Bolca N., Topal U. ,Bayram S. Broncho-pulmonary Sequestration: radiologic findings. Eur J Radiol. **2004**, 52: 185-191.

[31] Wagner A., Stumbaugh A., Tigue Z., Jess E., Paquet A. et al. A análise genética da malformação adenomatóide quística congénita revela um novo gene pulmonar: Fatty Acid Binding Protein-7. Surg Forum. **2007**, 205: S39.

[32] Bensalem A. Malformações císticas broncopulmonares: aspectos anatómicos, patológicos e radiológicos. Kit de auto-aprendizagem. Tese de doutoramento em Medicina, Faculdade de Medicina de Monastir; **2009**.

[33] Blé R., Coste K., Blanc P., Boeuf B., Lecomte B. et al. Enfisema lobar congénito: uma etiologia rara de pulmão hiperecogénico. Gynecol Obstet Fert. **2008**, 36: 529-531.

[34] Benachi A., Saada J., Martinovic J., De Lagausie P., Storme L. et al. Congenital diaphragmatic hernia: antenatal care. Rev Mal Respir. **2011**, 28: 800-808.

[35] Pennaforte T., Rakza T., Sfeir R., Aubry E., Bonnevalle M. et al. Congenital diaphragmatic hernia: respiratory and vascular outcomes. Rev Mal Respir. **2012**, 29: 337-346.

[36] Houssaini A., Lazguet Y., Dafiri R. Dispneia à nascença. Feuill Radiol. **2010**, 50: 44-47.

[37] Chahed J., Kechiche N., Hidouri S., Aloui S., Ksia A. et al. Cisto Pancreático Congénito Neonatal: Um relato de três casos. J. Preg. Child Health. **2015,** 2: 179.

[38] Roussel A., Hascoet J.M., Desandes R., Claris O., Vieux R. A organização regional de cuidados de saúde tem impacto no resultado dos bebés nascidos com hérnia diafragmática congénita? Arch Pediatr. **2011**, 18: 1062-1068.

[39] Robert Y., Cuilleret, V., Vaast P., Devisme L., Mestdagh P. et al. Imagens de RM torácica pré-natal. Arch Pediatr. **2003**, 10: 340-346.

[40] Brasseur Daudruy M., Ickowicz V., Eurin D. Fetal MRI: indications, limits and dangers. Gynecol Obst et Fert. **2007**, 35: 678-683.

[41] Storme L., Pennaforte T., Rakza T., Fily A., Sfeir R. et al. Gestão médica intra e pós-natal da hérnia congénita do diafragma. Arch Pediatr. **2010**, 17: S85-S92.

[42] Coste C., Jouvencel P., Debuch C., Argote C., Lavrand F. et al. Late-onset congenital diaphragmatic hernias: diagnostic difficulties. A propos de deux cas. Arch Pediatr. **2004**, 11: 929-931.

[43] Jellali M.A., Ben Salem R., Zrig A., Saad J., Mnari W. et al. Late-onset congenital diaphragmatic hernias in children. À propos de 32 casos. **2014.**

http://pe.sfrnet.org/Data/ModuleConsultationPoster/pdf/2010/1/2b078785-dfff-4b68-8937-1f118050f0ba.pdf.

[44] Dubois A., Storme L., Jaillardz S., Truffert P., Rio Y. et al. Les hernies congénitales des coupoles diaphragmatiques: étude rétrospective de 123 observations recueillies dans le service de médecine néonatale du CHRU de Lille entre 1985 et 1996. Arch Pediatr. **2000**, 7: 132-142.

[45] **Aloui-kasbi N., Bellagha I., Hammou A.** Sequestro pulmonar: caraterísticas clínicas e radiológicas particulares. Arch Pediatr. **2004,** 11: 394-396.

[46] **Kabiri H., Smahi M., Achir A., Herrak L., Alaziz S. et al.** Pulmonary sequestration. A propos de 5 cas. Med Maghr. **2000,** 83: 7-12.

[47] **Michel M., Isart D.** Sequestro pulmonar. Press Med. **2004,** 33: 794.

[48] **Carette M.F., Frey I., Tassart M., Lebreton C., Khalilber A.** Imagerie des séquestrations. Feuill Radiol. **2002,** 42: 384-390.

[49] **Michaux H., Noel J.B., Besnard M., Prevot M., Sauvage P.J.** Sequestro extra-lobar associado a um quisto broncogénico. Relato de um caso. J Radiol. **2010,** 91: 1164-1167.

[50] **Ko S.F., Ng S.H., Lee T.Y., Wang Y.L., Liang C.D. et al.** Non-invasive imaging of broncho-pulmonary sequestration. Am J Roentgenol. **2000,** 175: 1005-1012.

[51] **Kabiri E.H., Atoini F., Jidal M., Rguibi M., Alaoui T.** Sequestração do segmento póstero-basal do lobo pulmonar inferior direito. Ann chir. **2006,** 131: 547-549.

[52] **Bachmeyer C., Lavoléb A., Assouad J., Khalil A.** An asymptomatic lung mass. Rev Med Intern. **2009,** 30: 438-439.

[53] **Pefoubou Y., Galloy M.A., Mainard L., Pecastaings M., Antunes L. et al.** Sequestros pulmonares: contribuição das novas técnicas de imagem no feto e no neonato. Feuill Radiol. **2005,** 45: 97-106.

[54] **Babu R., Kyle P., Spicer R.D.** Prenatal sonographic features of congenital lobar emphysema. Fetal Diagn Ther. **2001,** 16: 200-202.

[55] **Quinton A.E, Smoleniec J.S.** Enfisema lobar congénito - a massa torácica que desaparece: aspeto da ecografia pré-natal. Ultrassom Obstétrico Ginecológico. **2001,** 17: 169-171.

[56] **Thakral C.L., Maji D.C., Sajwani M.J.** Enfisema lobar congénito: experiência com 21 casos. Pediatr Surg Int. **2001,** 17: 88-91.

[57] **Salem R., Ben Salem A., Jellali M.A., Zrig A., Njim L. et al.** Enfisema lobar gigante versus enfisema compensatório de enfisema. **2014.** http://pe.sfrnet.org/Data/ModuleConsultationPoster/pdf/2009/1/ca5104e1-c2a4-4129- 9a99-e602fbc00b0a.pdf.

[58] **Karnack I., Senocak M.E., Ciftci A.O.** Enfisema lobar congénito: considerações diagnósticas e terapêuticas. J Pediatr Surg. **1999,** 34: 1347-1351.

[59] **Adzick S., Harrison M.R., Crombleholme T.M., Flake A.W., Howell L.J.** Fetal lung lesions: management and outcome. Am J Obstet Gynecol. **1998,** 179: 884-889.

[60] **Shanmugam G., MacArthur K., Pollock J.C. Congenital** lung malformations: antenatal and post-natal evaluation and management. Eur J Cardiothorac Surg. **2005,** 27: 45-52.

[61] **Bogers A.J., Hazebroek F.W., Molenaar J.** Surgical treatment of congenital bronchopulmonary disease in children (Tratamento cirúrgico da doença broncopulmonar congénita em crianças). Europ J Cardiothorac Surg. **1993,** 7: 117-119.

[62]   Lefevre C., Marsa A., Doana C., Liesseb A., Bonnevalle M. et al. Asma que revela tardiamente um quisto broncogénico. Arch Pediatr. **2011,** 18: 1336-1338.

[63]   Barthesa F., Cazesb A., Bagana P., Badiaa A., Vlasa C. et al. Cistos mediastinais: abordagem diagnóstica e tratamento. Rev Pneumol Clin. **2010,** 66: 52- 62.

[64]   McAdams H.P., Kirejczyk W.M., Rosado-de-Christenson M.L., Matsumoto S. Bronchogenic cyst: imaging features with clinical and histo-pathologic correlation. Radiol. **2000,** 217: 441-446.

[65]   Yoon Y.C., Lee K.S., Kim T.S., Kim J., Shim Y.M. et al. Cisto broncogénico intra-pulmonar: TC e achados patológicos em cinco pacientes adultos. Am J Roentgenol. **2002,** 179: 167-170.

[66]   Grosse C., Bankier A.A., Remmelink M., Gevenois P.A. Diagnóstico de hiperclartes e imagens pulmonares císticas em adultos. EMC Pneumologia. **2007,** 6-090-C-50.

[67] Aktogu S., Yuncu G., Halilcolar H., Ermete S., Buduneli T. Bronchogenic cysts: clinicopathological presentation and treatment. Eur Respir J. **1996,** 9: 2017-2021.

[68] Belcher E., Abbasi M.A., Hansell D.M., Folkes L., Nicholson A.G. et al. Enfisema pulmonar intersticial persistente que requer pneumonectomia. J Thoracic Cardiovasc Surg. **2009,** 138: 237-239.

[69] Gourrier E., Phan F., Wood C., Mokhtari M., Chenel C. Interesse e limitações da obstrução brônquica selectiva no enfisema intersticial unilateral neonatal. Arch Pediatr. **1997,** 4: 751-754.

[70] Macklin M.T. **Malignant** interstitial emphysema of the lungs and mediastinum as an important occult complication in many respiratory diseases and other conditions: an interpretation of clinical literature in the light of laboratory experiment. Med. **1944,** 23: 281-358.

[71] Freysdottir D., Olutoye O., Langston C., Fernandes C.J., Tatevian N. Spontaneous pulmonary interstitial em um bebê a termo não ventilado. Pediatr Pulmonol. **2006,** 41: 374-378.

[72] Jassal M.S., Benson J.E., Peter J., Mogayzel P.J. Spontaneous resolution of diffuse persistent pulmonary interstitial emphysema. Pediatr Pulmonol. **2008,** 43: 615-619.

[73] Rao J., Hochman M.I., Miller G. Localized persistent pulmonary interstitial emphysema. J Pediatr Surg. **2006,** 41: 1191- 1193.

[74] Matta R., Matta J., Hage P., Nassif Y., Mansour N. et al. Enfisema Pulmonar Intersticial Persistente Difuso tratado por lobectomia. Ann Thoracic Surg. **2011,** 92: e73-75.

[75] Corsini I., Pratesi S., Dani C. Enfisema intersticial pulmonar após resolução de pneumotórax recidivante e interrupção da ventilação mecânica. Um caso atípico num bebé pré-termo. J Matern Fetal Neonat Med. **2013,** 16: 1-4.

[76] Gonçalves C.A., Martin V., Ochoa A., Carvalho P. Enfisema intersticial lobar pulmonar. Fetal Pediatr Pathol. **2009,** 28: 192-197.

[77] Deschildre S. Diagnóstico, etiologias e evolução das bronquiectasias em crianças. Rev

Pneumol. **2001,** 57: 1-13.

[78] **Barker A.F.** Bronchiectasis. N Engl J Med. **2002,** 346: 1383-1393.

[79] **Nouira K.** Dilatação dos brônquios e enfisema. **2014.**
http://www.medecinesfax.org/fra/search/p/4/Dilatation%20des%20bronches%20
e%20emphys%C3%A8me%20Nouira.

[80] **Guerrouj H., Mouaden A., Ghfir I., Ben Rais N.** Intérêt de la scintigraphie pulmonaire
de perfusion dans les dilatations des bronches de l'enfant. Med Nucl. **2013,** 37: 429-431.

[81] **Kalendarov D., Hubert D.** Management of bronchiectasis without antibiotic therapy.
Rev Pneumol Clin. **2001,** 57: 1S31-1S36.

[82] **Stocker J.T.** Cistos periféricos do pulmão pós-infarto. Pediatr Pathol. **1987,** 7: 111- 117.

[83] **Lytrivi I., Reingold S., Ramaswamy P.** Oclusão neonatal da artéria pulmonar esquerda
e quistos pós-infarto do pulmão esquerdo: causa e efeito? Pediatr Cardiol. **2008,** 29: 1002-
1003.

[84] **Stocker J.T., McGill L.C., Orsini E.N.** Quistos pulmonares periféricos pós-infarto em
doentes pediátricos: uma possível causa de pneumotórax espontâneo idiopático. Pediatr
Pulmonol. **1985,** 1: 7-18.

[85] **Marchac V., Chigot V., Courtel J.V., Brunelle F.** Malformações vasculares
pulmonares em crianças. EMC Pediatr. **2001,** 32- 330- A-30.

[86] **Montani D., Dorfmuller P., Maitre S., Jaïs X., Sitbon O. et al.** Doença veno-oclusiva e
hemangiomatose capilar pulmonar. Press Med. **2010,** 39: 134-143.

[87] **Havlik D.M., Massie L.W., Williams W.L., Crooks L.A.** Pulmonary capillary
hemangiomatosis like foci. Am J Clin Pathol. **2000,** 113: 655-666.

[88] **Oviedo A., Abramson L.P., Worthington R., Dainauskas J.R., Crawford S.E.
Congenitalpulmonary capillary hemangiomatosis: report of two cases and review of the
Literature. Pediatr Pulmonol. 2003, 36: 253-256.**

[89] **Almagro P., Julia J., Sanjaume M., González G., Casalots J. et al.** Hemangiomatose
capilar pulmonar associada a hipertensão pulmonar primária: relato de 2 novos casos e revisão
de 35 casos da literatura. Medecine. **2002,** 81: 417-424.

[90] **Langleben D., Heneghan J.H., Batten A.P., Wang N., Fitch N. et al.** Hemangiomatose
capilar pulmonar familiar resultando em hipertensão primária. Ann Intern Med. **1988,** 109:
106-109.

[91] **Al Fawaz I.M., Al Mobaireek K.F., Al Suhaibani M., Ashour M.** Pulmonary capillary
hemangiomatosis: a case report and review of literature. Pediatr Pulmonol. **1995,** 19: 243-248.

[92] **Lippert J.L., White C.S., Cameron E.W., Sun C.C., Liang X. et al.** Pulmonary
capillary hemangiomatosis: radiographic appearance. J Thorac Imaging. **1998,** 13: 49-51.

[93] **Grando A.** Um caso de hemangiomatose capilar pulmonar num bebé de

11 meses. **2014.** http://www.despedara.org/cours-des/mem-20080000-hemangiomatose-

capilar-pulmonar-infantil.pdf.

[94] **Dufour B., Maitre S., Humbert M., Capron F., Simonneau G. et al.** TC de alta resolução do tórax em quatro pacientes com hemangiomatose capilar pulmonar ou doença veno-oclusiva pulmonar. Am J Roentgenol. **1998**, 171: 1321-1324.

[95] **Dahabreha J., Zisis Ch., Vassiliou M., Arnogiannaki N.** Malformação adenomatóide cística congénita num adulto que se apresenta como abcesso pulmonar. Eur J Cardio-thorac Surg. **2000**, 18: 720-723.

[96] **Pelizzo G., Barbi E., Codricha D., Lemboa M., Zennaro F. et al.** Inflamação crónica na malformação adenomatóide quística congénita: um fator de risco subestimado? J Pediatr Surg. **2009**, 44: 616-619.

[97] **Huang H., Talbot A., Liu K., Chen C., Fang H.** Infected cystic adenomatoid malformation in an adult. Ann Thorac Surg. **2004**, 78: 337-339.

[98] **Nouri A., Ksia A., Bouzaffara B., Munsterer O., Hidouri S. et al.** Uma nova **abordagem** operatória **para a atresia esofágica de abertura longa. J. Indian Assoc. Pediatr. Surg. 2019, 24: 132-134.**

[99] **Ballouhey Q., Brémont F., Rittié J.L., Baunin C., Danjoux M. et al.** Sequestro pulmonar e cisto entérico: 2 expressões da mesma anormalidade. Arch Pediatr. **2012**, 19: 27-30.

[100] **Morris M., Lim F., Livingston C., Polzin J., Crombleholme M.** As malformações congénitas fetais de alto risco das vias aéreas pulmonares têm uma resposta variável aos esteróides. J Pediatr Surg. **2009**, 44: 60-65.

[101] **Lopez-Andreu J.A., Ferris-Tortajada J., Gomez J.** Blastoma pleuro-pulmonar e malformações císticas congénitas. J Pediatr. **1996**, 129: 773-774.

[102] **Clements B.S, Warner J.O.** Pulmonary sequestration and related congenital bronchopulmonary vascular malformations: nomenclature and classification based on anatomical and embryological considerations. Thorax. **1987**, 42: 401- 408.

[103] **Achiron R., Hegesh J., Yagel S.** Lesões pulmonares fetais: um espetro de doenças. Nova classificação baseada na patogênese, ultrassom bidimensional e Doppler colorido. Ultrassom Obstétrico Ginecológico. **2004**, 24: 107-114.

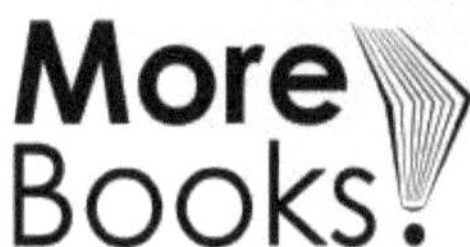

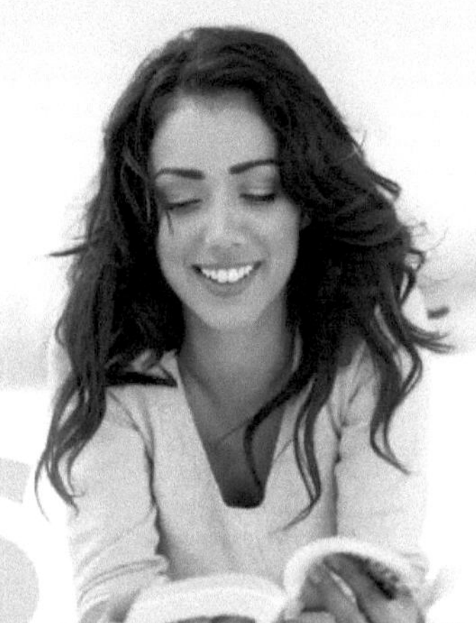

yes I want morebooks!

Buy your books fast and straightforward online - at one of world's fastest growing online book stores! Environmentally sound due to Print-on-Demand technologies.

Buy your books online at
www.morebooks.shop

Compre os seus livros mais rápido e diretamente na internet, em uma das livrarias on-line com o maior crescimento no mundo! Produção que protege o meio ambiente através das tecnologias de impressão sob demanda.

Compre os seus livros on-line em
www.morebooks.shop

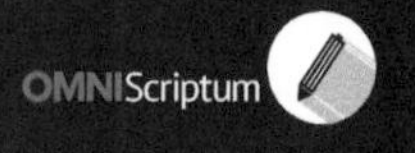

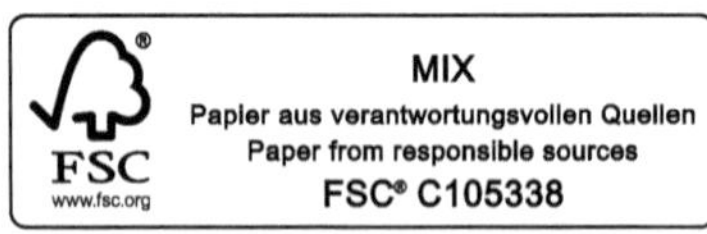

Printed by Books on Demand GmbH, Norderstedt / Germany